Alaa Eldin Eissa

Manual Clínico e Laboratorial de Doenças de Peixes

Alaa Eldin Eissa

Manual Clínico e Laboratorial de Doenças de Peixes

ScienciaScripts

Imprint

Any brand names and product names mentioned in this book are subject to trademark, brand or patent protection and are trademarks or registered trademarks of their respective holders. The use of brand names, product names, common names, trade names, product descriptions etc. even without a particular marking in this work is in no way to be construed to mean that such names may be regarded as unrestricted in respect of trademark and brand protection legislation and could thus be used by anyone.

Cover image: www.ingimage.com

This book is a translation from the original published under ISBN 978-3-659-87612-7.

Publisher:
Sciencia Scripts
is a trademark of
Dodo Books Indian Ocean Ltd. and OmniScriptum S.R.L publishing group

120 High Road, East Finchley, London, N2 9ED, United Kingdom
Str. Armeneasca 28/1, office 1, Chisinau MD-2012, Republic of Moldova, Europe
Managing Directors: Ieva Konstantinova, Victoria Ursu
info@omniscriptum.com

Printed at: see last page
ISBN: 978-620-2-70323-9

Manual Clínico e Laboratorial de Doenças de Peixes

Dr. Alaa Eldin Eissa, D.V.M., Ph.D.

Professor Associado

Departamento de Doenças e Gestão de Peixes

Faculdade de Medicina Veterinária

Universidade do Cairo

Giza, Egito

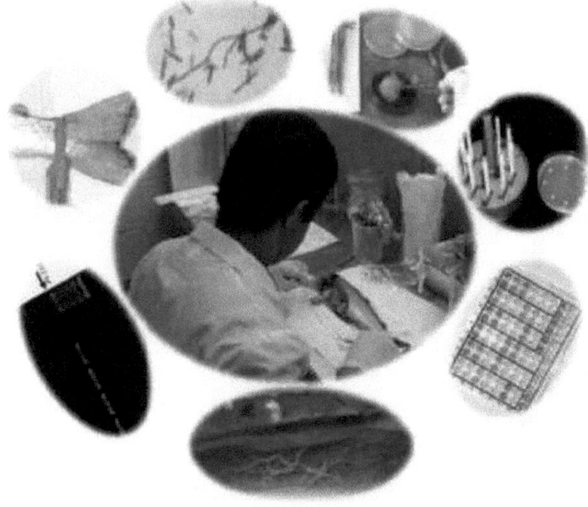

PREFÁCIO

A prática veterinária aquática tem assistido à publicação de muitos manuais de diagnóstico que se centram principalmente em espécies específicas, grupos específicos de peixes, grupos específicos de agentes patogénicos ou procedimentos de diagnóstico específicos. No entanto, as formas abrangentes de manuais de diagnóstico são relativamente escassas. Assim, o presente manual aborda um vasto leque de procedimentos clínicos e laboratoriais. O manual contém informações detalhadas sobre a anatomia do peixe, visitas à exploração, reflexos/comportamento do peixe, possíveis etiologias/descrição das lesões das doenças mais comuns do peixe, transporte, anestesia, amostragem, exame laboratorial bacteriológico e parasitológico. O último capítulo do manual é um breve atlas colorido da anatomia dos peixes. Em última análise, o manual será um guia muito útil para veterinários aquáticos, biólogos de peixes, estudantes de veterinária, estudantes de vida selvagem / pesca, estudantes de biologia e técnicos veterinários aquáticos.

NOTA: A menção de nomes de marcas de produtos no texto deste manual não constitui uma recomendação para nenhum desses produtos, mas é utilizada como um modelo descritivo para o leitor.

Alaa Eldin Eissa

abril, 5, 2016

Índice

<u>**CLASSIFICAÇÃO DOS PEIXES**</u>
<u>**Os peixes podem ser classificados de acordo com as seguintes categorias**</u>

<u>**1.**</u>   <u>**Natureza do esqueleto**</u>

a.   **Ossos (Osteichthyes):** Ciclídeos, Ciprinídeos, Mugilídeos, Clarídeos e Salmonídeos

b.   **Cartilaginosos (Chondrichthyes):** como os tubarões, as raias e a lampreia-marinha.

<u>**2.**</u>   <u>**Presença ou ausência de mandíbula**</u>

a)   Peixes com mandíbulas: Ciclídeos, Ciprinídeos, Mugilídeos, Clarídeos e Salmonídeos, Tubarões, Raias

b)   Peixes sem mandíbula (Cyclostomata): Lampreia-marinha e Peixe-bruxa

<u>**3.**</u>   <u>**Temperatura**</u>

Capaz de viver, alimentar-se, crescer e reproduzir-se nas seguintes temperaturas médias da água:

a)   **Peixes de água fria:** 0°C -15°C, como os salmonídeos.

b)   **Peixes de águas temperadas:** a temperatura varia entre 15°C -35°C, sendo a temperatura óptima de (22°C -25°C), como a tilápia, a carpa e *o Mugil*.

c)   **Peixes de água quente:** mais de 35°C, como o *Oreochromis mozambicus*.

<u>**4.**</u>   <u>**Tolerância ao sal**</u>

a)   **Peixes de água doce:** vivem em salinidade inferior a 0,5 ppt (0‰ - 0,5‰), por exemplo

Carpa, Clarias (peixe-gato), tilápia do Nilo e perca do Nilo.

b)   **Peixes de água salobra (estuarina):** vivem numa gama de salinidade (2‰ a 12‰), como o salmonete (*Mugil*).

c)   **Peixes marinhos:** vivem numa gama de salinidade entre 17 e 40 ppt (17‰ - 40‰), por exemplo, robalo, dourada, garoupa, etc.

<u>**5.**</u>   <u>**Hábitos alimentares**</u>

a)   Carnívoras como a perca do Nilo e o robalo.

b)   Herbívora como a carpa herbívora.

c)   Omnívoras como as tilápias, as clarias e as carpas comuns.

d)   Detritos (alimentadores de plâncton), como a tainha (*Mugil*).

<u>**6.**</u>   <u>**Posição na água durante a alimentação**</u>

a)   Alimentam-se à superfície: comem da superfície da água como as tilápias

b)   Alimenta-se ao longo da zona da coluna de água: como a carpa

c)   Comedores de fundo: alimentam-se do fundo, como o peixe-gato

<u>**7.**</u>   <u>**Migração**</u>

a.   **Peixes não migradores:** passam a sua vida no mesmo habitat aquático

b.   **Peixes Migradores:** A adaptação fisiológica das diferentes espécies de peixes e a procura de alimento e luz permitem que alguns peixes migrem entre águas de diferentes salinidades.

c.   **De acordo com os padrões de migração:**

i.   Anadromus: migra da água do mar para a água doce, como os salmonídeos.

ii.   Catádromos: migram da água doce para a água salgada, como as enguias (anguilídeos).

iii.   Amphidromus: migra da água do mar para a água doce e depois da água doce para a água do mar, como o *Mugil* (tainha).

8.   **Tipo de criação**

a.   Embora a maioria das espécies tenha sexos masculino e feminino, podem ocorrer hermafroditas.

b.   Fertilização externa (Ovíparo): A maioria dos peixes são ovíparos, onde os ovos e espermatozóides podem ser descarregados na água para fertilização externa.

i.   **Criadores bucais:** recolhem os ovos e as larvas e criam-nos na boca (*Sarotherodon gallilaeus*).

ii.   **Reprodutores de substrato:** reproduzem-se em ninhos feitos no fundo do tanque (*Tilapia zilli*). Zilli é um reprodutor de boca.

iii.   **Reprodutores de substrato e de boca:** Reproduzem-se no fundo do tanque mas criam os ovos e as larvas na boca da mãe enquanto esta está em jejum (*O. niloticus, O. aureus, O. spilurus e O. mozambicus*).

c.   Fecundação Interna (Vivíparos ou portadores vivos): Os peixes-espada e os guppies possuem um comportamento de fertilização interna em que os machos depositam o esperma (sémen) no trato da fêmea, onde os espermatozóides fertilizam os óvulos e as larvas saem após algum tempo.

<u>**ANATOMIA E FISIOLOGIA DOS PEIXES**</u>
<u>**ANATOMIA EXTERNA (ANATOMIA TOPOGRÁFICA)**</u>
<u>**DOS PEIXES**</u>

1. <u>Morfologia dos peixes (formas do corpo)</u>

Importância biológica das formas do corpo dos peixes: A forma do corpo dos peixes desempenha um papel importante na natação e na sobrevivência dos peixes no seu habitat.

- **Fusi-forma** como salmonídeos
- **Compressíveis** como as tilápias, a carpa comum e a dourada.
- **Forma depressiva** como solea spp.
- **Angulli-forma** como enguias
- **Globi-forma** de peixe dourado.

2. <u>Anatomia regional dos peixes</u>

O corpo dos peixes divide-se em três regiões principais: a região da cabeça (parte anterior), a região do tronco (parte média) e a região da cauda (parte posterior).

<u>**- Região da cabeça**</u>

Inclui:

1. Abertura da boca, cavidade bucal e faringe ---------Sistema digestivo .
2. Brânquias, cobertura branquial (opérculo) e fendas branquiais   Sistema respiratório.
3. Cérebro e parte da espinal medula------------------------Sistema nervoso.
4. Olhos, narinas e barbilhões em alguns peixes-----------órgãos sensoriais.
5. As regiões topográficas principais são:
a. **Focinho :** A parte mais anterior das narinas até à abertura da boca
b. **Occipital:** A área que começa depois das narinas e cobre dorsalmente o cérebro
c. **Istmo:** a zona que se situa ventralmente entre os dois opérculos, desde a abertura da boca até à extremidade do opérculo.

<u>**- Região do tronco**</u>

1. Estende-se desde a margem posterior do opérculo (cobertura branquial) até à parte mais estreita do corpo (pedúnculo caudal).
2. O tronco dos peixes inclui algumas zonas topográficas importantes, como o ventre, no aspeto ventral, e a região nucal, no aspeto dorsal.
3. O tronco do peixe tem um órgão sensorial claro, a linha lateral, que é:
a. bem desenvolvido: em (perca do Nilo) *Lates niloticus*
b. pouco desenvolvido: na (tilápia do Nilo) *Oreochromis niloticus*
c. completamente ausente: na Sardinha
4. Por último, são reconhecidos os diferentes tipos de barbatanas, os principais órgãos de locomoção, e as diferentes aberturas, como as aberturas respiratórias, urinárias e genitais.

<u>**- Região da cauda**</u>

1. É a parte mais posterior do corpo do peixe.
2. É geralmente designada por barbatana caudal.
3. Diferentes formas de barbatanas caudais, nomeadamente:
a. **Bifurcado:** *Mugil* (Mugilídeos)
b. **Truncado:** Tilápia (ciclídeos)
c. **Arredondado:** Peixe-gato (clarídeos)
d. **Lunar:** Carpa (ciprinídeos)
4. A forma da barbatana caudal está relacionada com a velocidade de natação do peixe

(bifurcada > lunar > arredondada > truncada)

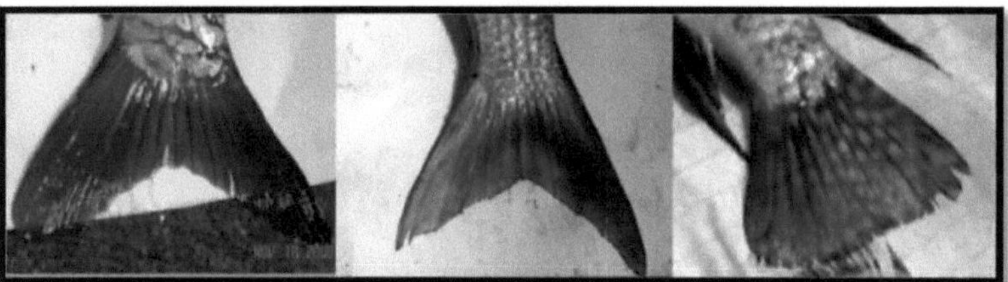

Figura (1) Da esquerda para a direita, barbatana caudal de Carpa (semilunar), Mugil (bifurcada) e Tilápia (truncada).

3. Apêndices do corpo

Constituem os órgãos de locomoção (barbatanas) e de sensibilidade (barbilhões)

Barbatanas

- Barbatanas emparelhadas

Estão localizados simetricamente em ambos os lados do corpo do peixe e incluem:

1.   **Barbatana peitoral**
- Localização: logo atrás do opérculo.
- Função: transportar quimio-receptores e receptores tácteis

2.   **Barbatanas pélvicas**
- Localização: na face ventral do ventre, antes do respiradouro.
- Função: estabilização e travagem dos peixes durante a natação.

- Barbatanas não emparelhadas

1.   **Barbatana dorsal**

o Função: estabilização e mudança de direção durante a natação.

2.   **Barbatana anal**

o Função:

S Travagem de peixes.

S Modificado no peixe-espada para atuar como órgão copulador masculino.

3.   **Barbatana caudal**

o Função: actua como um propulsor dos peixes durante a natação.

4. Pele (Sistema tegumentar)

- Ao contrário da pele dos mamíferos, a pele dos peixes é viva e não queratinizada.
- Além disso, é considerada a principal barreira contra os poluentes ambientais.
- Histologicamente, as camadas da pele são a cutícula, a epiderme, a derme e a hipoderme.

Camada da cutícula

o É composto principalmente por mucopolissacarídeos que se formam em grande parte a partir da superfície epitelial.

o Contém imunoglobulinas específicas, lisozimas e ácidos gordos livres que normalmente reagem, destroem e digerem os microrganismos invasores.

Camada da epiderme

o É a camada celular da pele e é composta principalmente por epitélio escamoso estratificado com células secretoras de muco, células do taco e alguns macrófagos e células linfocitárias.

A camada da derme

É constituído por duas camadas:

1.   *Estrato esponjoso* que é formado por fibras de colagénio soltas com células de

pigmento (cromatóforos), mastócitos e escamas com bolsas de escamas.

2. *Stratum compactum* que é formado por fibras de colagénio densas e vasos sanguíneos, nervos e terminações nervosas sensoriais.

A camada da hipoderme

o É vascular e um tecido adiposo mais frouxo.

o É o melhor local para o desenvolvimento de processos infecciosos.

As funções importantes da pele de peixe

1. Barreira primária contra a passagem de parasitas e microorganismos nocivos e prejudiciais:

a. A barreira física obtida pela integridade da pele e pelas escamas.

b. A barreira mucosa ajuda a afastar do corpo do peixe as substâncias químicas e os microorganismos nocivos acumulados.

c. A barreira imunológica através da presença de imunoglobulina, lisozimas e ácidos gordos livres na camada de cutícula.

2. O muco da pele minimiza o atrito entre o corpo do peixe e a água durante a natação, poupando assim a perda de energia.

3. A pele tem uma função respiratória, excretora e osmorreguladora

4. A pele contém receptores sensoriais e de quimioterapia.

ANATOMIA INTERNA DOS PEIXES

1. Sistema respiratório

Os principais componentes do sistema respiratório dos peixes são as brânquias.

I. Guelras

❖ **Localização:**

o Localizado em ambos os lados da cabeça do peixe na cavidade branquial.

❖ **Função:**

o Respiração (Troca de gases)

o Osmoregulação

o Excreção dos principais produtos residuais azotados (amoníaco).

❖ **Estrutura:**

S **Holobranco:**

o As brânquias dos peixes são constituídas por dois conjuntos de quatro holobrânquios, formando os lados da faringe.

S **Hemibrach:**

o Cada holobrânquio é constituído por dois hemibrânquios que se projectam a partir do bordo posterior do arco branquial.

S **Lamelas primárias (filamento primário das brânquias):**

o Cada hemibrânquio é constituído por uma fila de filamentos longos e finos, denominados **lamelas primárias, que se erguem como os dentes de um pente.**

S **Lamelas secundárias:**

o A área de superfície de cada lamela primária é aumentada ainda mais pela formação de dobras semilunares regulares chamadas lamelas secundárias.

o Para manter as trocas gasosas e o fluxo de sangue através das lamelas secundárias, estas são formadas por uma única e fina camada de epitélio suportada e separada por células pilares.

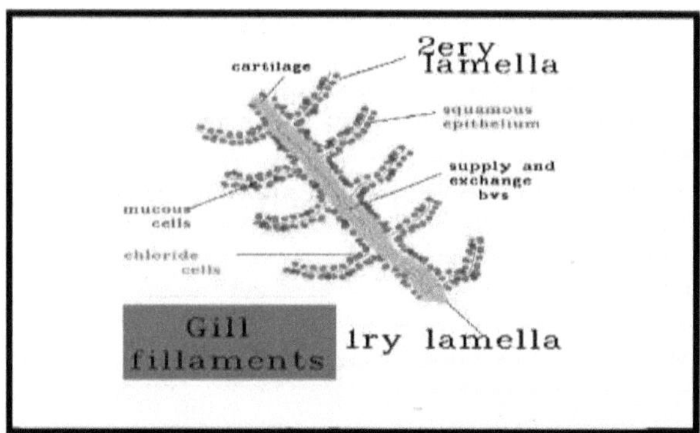

Figura (2) Componentes celulares dos filamentos branquiais
J **Gill Rackers:**

o As faces anteriores dos arcos branquiais são modificadas em numerosas projecções espinhosas chamadas

o <u>Função:</u> impedir que alimentos e detritos cheguem aos componentes respiratórios das brânquias por meio do <u>reflexo da tosse.</u>

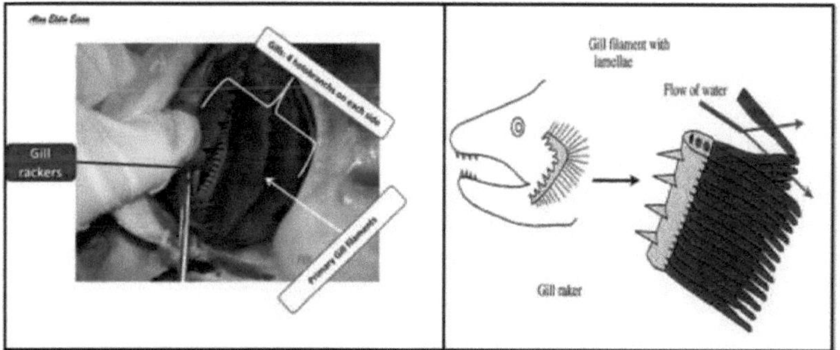

Figura (3) Bráquetes
II.   Órgãos respiratórios modificados
1. Acessório Pulmão
o Presente apenas nos peixes-gato (clarídeos)

o Localização:

■   Localizado sob as guelras

o Estrutura:

■   Um saco muito fino que é formado por uma arborização (árvore) de tecido altamente vascularizado.

o Função e significado:

- ■	O tecido tem a capacidade de obter o oxigénio atomosférico do exterior da água.

- ■	O pulmão acessório é responsável por manter os peixes vivos durante um período relativamente longo durante a estação seca e por um período mais curto se saltarem para fora de um aquário.

2. Pulmão

o Presente nos peixes pulmonados e baleias africanos.

o Os peixes pulmonados têm de regressar à superfície para respirar ar.

o Um peixe pulmonado engole ar para encher um saco de ar ou "pulmão". Este pulmão está rodeado de veias que levam o sangue para ser oxigenado.

o As suas guelras, por si só, não são capazes de fornecer oxigénio suficiente para os manter vivos.

2. Sistema cardiovascular

❖	O sistema circulatório dos peixes é relativamente simples e é composto principalmente por dois componentes principais, o coração bombeador e os vasos sanguíneos periféricos.

❖	Circulação dos peixes: A circulação típica dos peixes é um circuito único: coração guelras - corpo - coração.

❖	Circulação nos mamíferos: Em contrapartida, os mamíferos têm dois circuitos: coração-pulmões-coração e coração-corpo-coração.

Coração a bombear

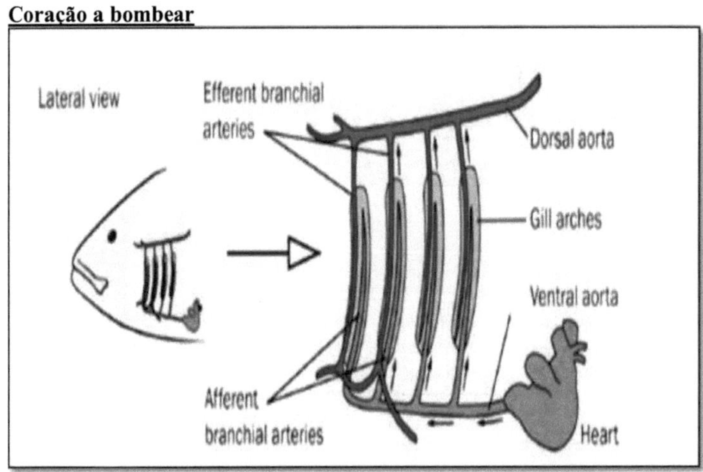

Figura (4) Aorta dorsal, aorta ventral e circulação branquial.

- •	**Localização:**

S O coração está situado no interior do pericárdio, anterior à cavidade corporal principal e geralmente ventral à faringe.

- •	**Estrutura:**

Tem quatro câmaras, nomeadamente, *seio venoso*, aurícula, ventrículo e cone ou bolbo *arterioso*, através das quais o sangue desoxigenado flui em sucessão simples (uma direção).

- **Sucessão do sangue (Circulação):**

S O sangue não oxigenado é recolhido da parte anterior do peixe através de dois ductos de Cuvier e da parte posterior do peixe através das veias hepáticas para entrar no *seio venoso*. Uma válvula na extremidade do *seio venoso* abre-se para a aurícula.

S O átrio tem   paredes espessas e musculares. A aurícula recebe sangue desoxigenado e bombeia-o para o ventrículo.

J O ventrículo é a maior e mais musculada câmara do coração. Quando o ventrículo se enche de sangue, contrai-se e força o sangue através do *bulbo arterioso*.

J Os bulbos (cones) controlam o fluxo sanguíneo que sai do ventrículo e entra na aorta ventral.

J O sangue passa através do *bulbo arterioso* para a aorta ventral.

J Da aorta ventral o sangue passa para os filamentos branquiais.

J A aorta ventral distribui sangue para as artérias ramificadas eferentes.

J As artérias ramificadas eferentes, que transportam sangue oxigenado, unem-se para formar a aorta dorsal.

J Ao longo do comprimento da aorta dorsal existem ramos laterais para a musculatura do corpo, enquanto as vísceras são irrigadas principalmente pela artéria mesentérica anterior.

J A continuação da aorta dorsal para a parte posterior do corpo é designada por artéria caudal, enquanto a da aorta ventral é designada por veia caudal e, em conjunto, podem ser designados por vasos caudais.

Métodos de colheita de sangue (recolha de sangue)
1. Duas condutas de Cuvier

o O sangue pode ser recolhido de um ducto de Cuvier, que é um vaso azul que se encontra sob a extremidade dorsal de cada quinto arco branquial rudimentar.

o Este método é preferido em peixes de compressão bilateral, como a tilápia.

2. Punção cardíaca

o É um método simples para a recolha de sangue de peixes fusiformes de grandes dimensões, como os bagres (espécies *Clarias* e *Bagarus*).

o A posição do coração é determinada pela intersecção de duas linhas imaginárias. A primeira linha é uma linha sagital que passa pelo plano médio do abdómen, dividindo o corpo do peixe em duas metades semelhantes, enquanto a segunda é uma linha perpendicular que passa entre as raízes das barbatanas peitorais.

o A agulha de pequeno calibre é inserida no ponto de intersecção em direção ascendente e ligeiramente para a frente para obter o sangue lentamente.

3. Punção dos vasos caudais

o É um dos métodos menos traumáticos de recolha de sangue.

o O local de recolha pode ser abordado lateralmente ou ventralmente.

o A agulha é inserida suavemente através da pele perto da base do pedúnculo caudal.

o Depois de sentir o contacto com a coluna vertebral, a agulha é dirigida ligeiramente para o lado ventral e lateral da coluna vertebral, enquanto a seringa aspira suavemente o sangue.

o Pode ser necessário rodar lentamente a agulha antes de o sangue poder ser retirado.

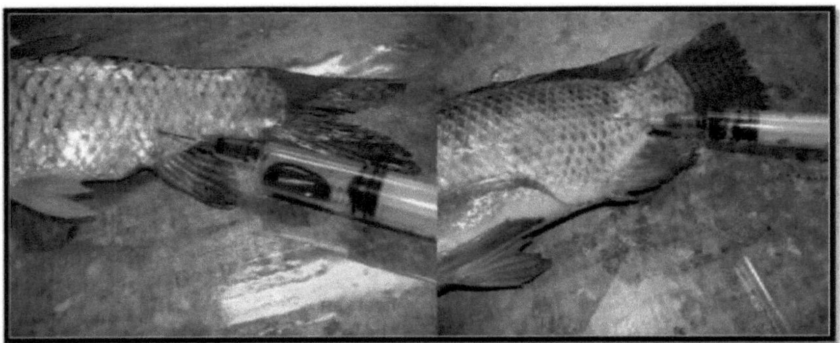

Figura (5) Punção dos vasos caudais na carpa (esquerda) e na tilápia (direita)

4. Amputação da cauda

o   Este método é utilizado para sangrar peixes pequenos e jovens.

o   A base da cauda é cortada com uma lâmina de bisturi.

o Um tubo capilar anticoagulado é rapidamente aplicado nos vasos caudais e o sangue é recolhido no tubo por ação capilar.

Factos importantes a ter em conta durante a colheita de sangue

o O sangue do peixe é rapidamente coagulado (coagulado) devido ao elevado teor de fibrinogénio, cálcio e trombina.

o O sangue deve ser anticoagulado para a realização de películas de sangue para posterior análise de sangue, parasitas do sangue e outros agentes patogénicos do sangue.

o O anticoagulante de eleição para peixes é o citrato de sódio a 3,8% (não afecta a morfologia celular e não quela metais pesados).

o Para obter uma amostra de soro para serologia, a amostra de sangue deve ser deixada numa posição oblíqua num local fresco (frigorífico) para garantir uma boa coagulação e uma boa separação do soro.

3. Sistema hemopoiético

❖ **Principais caraterísticas do sistema hemopoiético dos peixes**

o Os peixes não têm gânglios linfáticos

o Os peixes não têm medula óssea

o Os tecidos hemopoiéticos estão normalmente localizados no estroma do baço e no interstício do rim anterior e, em menor grau, nas áreas periportais do fígado e nos órgãos linfóides especializados, como o timo.

❖ **Anterior (rim da cabeça)**

O rim anterior é o principal local de hemopoiese.

o É um tecido amorfo macio, de cor vermelha escura a castanha, com uma estrutura semelhante à da medula óssea dos mamíferos.

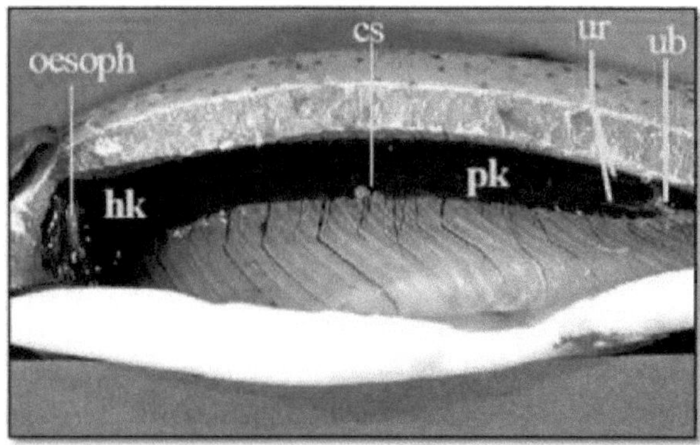

Figura (6) Cabeça do rim (hk), parte posterior do rim (pk), corpúsculo estriado (CS), ureter (ur) e bexiga urinária (ub)

❖ **Baço**

o É o único órgão semelhante a um gânglio linfático que se encontra nos peixes.

o É de cor vermelha escura e tem normalmente bordos bem definidos.

o Situa-se perto da curvatura maior do estômago ou da flexão do intestino.

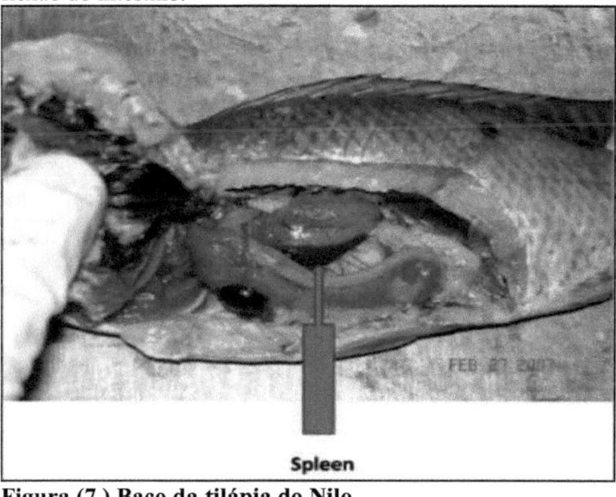

Figura (7) Baço da tilápia do Nilo.

❖ **Timo**

o Os peixes têm um timo distinto que é altamente vascularizado, emparelhado, órgãos bilaterais situados subcutaneamente na comissura dorsal do opérculo.

o Em contraste com o timo dos mamíferos, o timo dos peixes é difícil de localizar em peixes jovens, mas pode ser visto grosseiramente em peixes com mais de 5 meses.

o Nos bagres que respiram ar, o timo é caudal ao órgão respiratório acessório.

4. Os sistemas excretores
❖ Quais são os órgãos excretores e osmoreguladores dos peixes?
1.   Pele em peixes jovens

2.   Guelras

3.   Rim.

❖ Rim
o O rim dos peixes é um órgão misto que inclui elementos hemopoiéticos, reticulo-endoteliais, endócrinos e excretores.

o **Localização:** Localiza-se geralmente numa posição retroperitoneal contra o aspeto ventral da coluna vertebral.

o **Morfologia:** É um órgão de cor castanha clara a escura que se estende normalmente ao longo do comprimento da cavidade corporal.

o **Estrutura:** É normalmente dividido em rim anterior ou principal, que é maioritariamente composto por elementos hematopoiéticos, e rim posterior ou excretor.

❖ Os ureteres, que conduzem a urina dos canais colectores para a papila urinária

❖ Podem fundir-se em qualquer nível e podem ser dilatados, após a fusão, para formar uma bexiga.

❖ O ducto urinário abre-se para o exterior, posteriormente ao ânus.

5. Osmoregulação
Figura (8) Apresentação esquemática da osmorregulação em peixes de água doce e marinhos.

1.   Tanto os peixes marinhos como os de água doce têm de regular o movimento da água através das suas superfícies corporais.

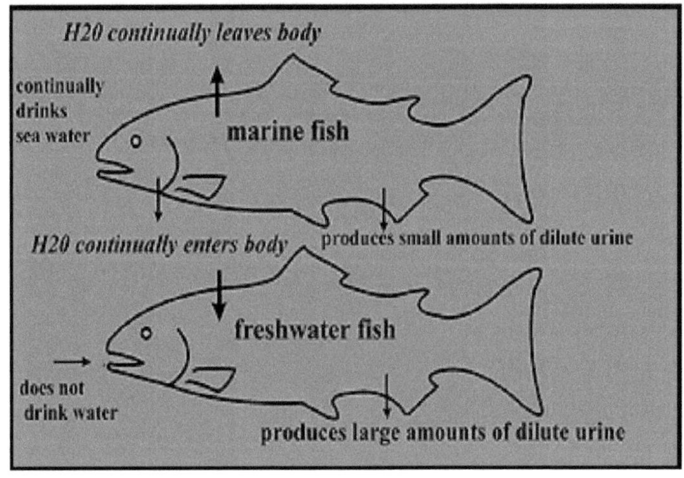

2.   **Peixes marinhos:** Os tecidos dos peixes marinhos são menos salgados do que a água circundante.

a.   A água está continuamente a sair do corpo de um peixe marinho através da sua pele e guelras.

b.   Para evitar ficar desidratado, um peixe marinho bebe grandes quantidades de água e produz uma pequena quantidade de urina concentrada.

c.   Além disso, as suas brânquias estão adaptadas para segregar sal.

3.   **Peixes de água doce:** Os tecidos de um peixe de água doce são mais salgados do que o seu ambiente circundante.

a.   A água está continuamente a entrar no corpo de um peixe de água doce através da sua pele e guelras.

b.   Os peixes de água doce não bebem água e produzem grandes quantidades de urina diluída.

6. O sistema reprodutor

❖   Os peixes apresentam maior diversidade nos padrões reprodutivos do que qualquer outro grupo do reino animal.

❖   A compreensão da anatomia e fisiologia da reprodução dos peixes e da sua fisiopatologia é particularmente importante nas espécies cultivadas, em que as fases de produção de ovos e de larvas são normalmente as mais críticas em termos de eficiência económica e biológica do sistema.

❖   **Testes:**

o Os testículos são órgãos emparelhados, suspensos por mesentérios da parede abdominal dorsal, ao lado ou abaixo das bexigas natatórias.

o O seu tamanho varia de pequenos tecidos em juvenis a grandes órgãos que representam cerca de 12% do peso total do corpo.

o Existe um ducto coletor principal (o canal deferente) que conduz os espermatozóides maduros para um meato excretor na papila urinária.

❖   **Ovários:**

o O trato genital feminino varia em termos de estrutura, desde o simples aglomerado de folículos ováricos encontrado nas espécies ovíparas até ao órgão muito complexo encontrado nas espécies vivíparas.

o Este não só produz óvulos como também actua como armazém de espermatozóides, uma vagina e um útero onde o embrião pode ser alimentado (peixes portadores vivos).

o Os ovários maduros podem representar até 70% do peso corporal total.

o Estão igualmente suspensos na parede abdominal por mesentérios.

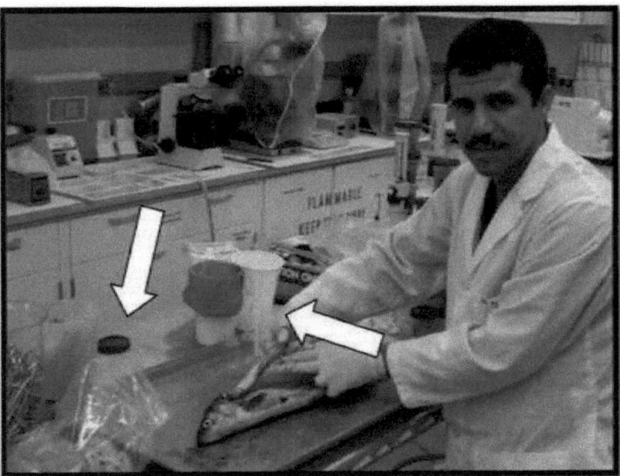

Figura (9) Setas para testículos expostos num peixe branco dissecado e ovários acondicionados num saco de plástico com fecho de correr.

<u>6. O sistema digestivo</u>
<u>É composto por três partes principais:</u>
o Aparelho digestivo
o Glândulas digestivas
o Apêndices digestivos
❖ **<u>Aparelho digestivo</u>**

- Cavidade bucal

De acordo com os hábitos alimentares, o tipo de alimento disponível e a natureza do habitat aquático, foram desenvolvidas as seguintes adaptações:

1.   **Posição**

(a)   Terminal---à ciclídeos (tilápias)

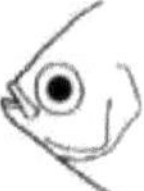

(b)   Sub-terminal---> ciprinídeos (Carpa)

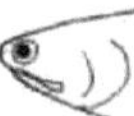

(c)   Inferior --- > Tubarões e cações

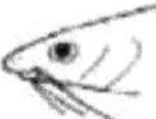

(d)   Superior -- > Gourami

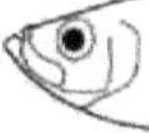

2.   **Dentes**
(a)   Grande e bem desenvolvido (predador)
(b)   Pequeno em peixes carnívoros e omnívoros
(c)   Completamente ausente em pequenos peixes herbívoros
3.   **Halteres** (serão abordados na secção dos órgãos sensoriais)
4.   **Não existe** glândula **salivar**, embora a glândula mucosa oral produza uma quantidade considerável de muco.

5.   **As brânquias** funcionam como faringe (dentes muito grandes nos predadores e filamentos muito longos nos alimentadores de plâncton)

6.   **Função bucal**

- **Esófago**

o **Peixes carnívoros:** sob a forma de um tubo muscular curto e reto que vai da boca ao estômago.

o   **Peixes herbívoros:** sob a forma de uma ligação direta ao intestino.

o   A presença de pregas longitudinais na superfície interna do esófago permite aos peixes engolir as partículas de alimento maiores.

- **Estômago**

S O estômago varia de tamanho e forma consoante os hábitos alimentares dos peixes.

o **Clarias (peixe-gato):** Tem geralmente a forma de U ou V, semelhante a um saco

o **Mugil (Tainha):** Estômago com paredes musculares pesadas, semelhante a uma moela

o **Tilápia:** Pequeno estômago rudimentar, semelhante a um saco.

o **Peixe-dourado e carpa comum:** completamente ausentes

• **Ceca pilórica**

S A demarcação entre o estômago e o intestino delgado pode estar completamente ausente, exceto se existirem numerosos sacos cegos (cecos pilóricos) na extremidade pilórica do estômago.

S Função:

o Função digestiva

o funções de absorção

o As suas caraterísticas histológicas assemelham-se às do intestino.

- Intestino
O seu comprimento relativo e a sua forma podem variar consoante a alimentação. O intestino varia de muito longo e enrolado a tubo curto ou reto, sigmoide ou enrolado, dependendo da forma da cavidade abdominal. O intestino é muito longo e enrolado nos peixes herbívoros e muito curto nos peixes carnívoros.

Glândulas digestivas
Fígado
Tamanho do fígado: O fígado é um órgão relativamente grande.

S **Localização:** É localizada e predominantemente localizada no lado esquerdo do abdómen.

S **Lobação:** O fígado é bi-lobado na maioria dos peixes, mas nalguns peixes tem apenas um lóbulo ou, por vezes, três lóbulos.

S **Cor:** O fígado de vários peixes pode ser bastante pigmentado. É geralmente castanho-avermelhado nos carnívoros e castanho-claro nos herbívoros, mas em certas épocas do ano pode ser amarelo ou mesmo esbranquiçado (estação invernal ou estação seca).

S **Função:** As principais funções hepáticas são a secreção de bílis, a desintoxicação das toxinas e o armazenamento de glicogénio.

Pâncreas

S **Hepatopâncreas ou esplenopâncreas:** Na maior parte dos peixes, não se encontra um pâncreas discreto no exame macroscópico, estando este difusamente distribuído no tecido hepático (hepatopâncreas) ou no baço (esplenopâncreas).

S **Pâncreas discreto:** Apresenta-se como um órgão discreto apenas nos tubarões e nos peixes pulmonados.

S **Função:** O pâncreas segrega várias enzimas digestivas diretamente para o aparelho digestivo (glândula exócrina) e a hormona insulina para regular o nível de glicose no sangue (glândula endócrina).

<u>**Apêndices digestivos**</u>
<u>**Bexiga natatória (bexiga de gás, bexiga de ar ou trato pneumático)**</u>

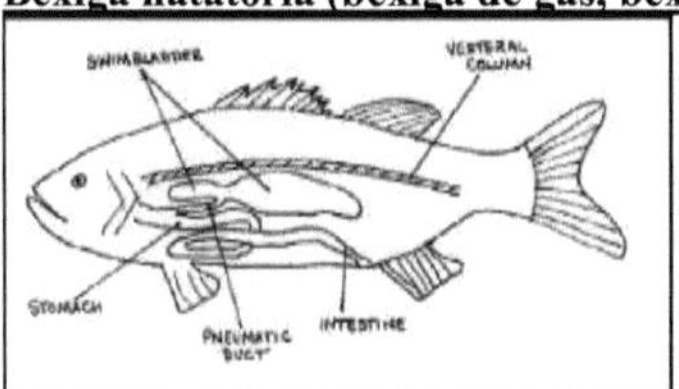

Figura (10): localização retroperitoneal da bexiga natatória e sua ligação ao estômago anterior através de um ducto pneumático

J A bexiga natatória cheia de gás constitui até 7% do volume do corpo.

J **Desenvolvimento:** Desenvolve-se como um divertículo do intestino anterior durante a vida embrionária.

J **Localização:** A bexiga natatória é um órgão retroperitoneal de paredes finas.

J **Forma:**

o Ducto curto em forma de torpedo com apenas uma câmara ------------ > tilápia

o Dividido em câmaras cranianas e caudais ligadas por um istmo --------------------------------
> carpa

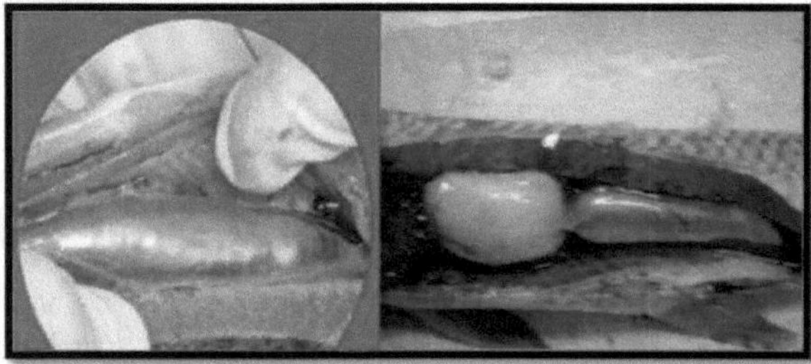

Figura (11) Bexiga natatória dos salmonídeos (esquerda) e dos ciprinídeos (direita).

J A bexiga natatória está ausente em muitos peixes pelágicos ou que se alimentam no fundo, tais como
Peixe-gato africano (espécie *Clarius*).

J Função:

o Armazenamento de gordura em alguns peixes.

o Manter a flutuabilidade dos peixes.

o Receção de som e pressão

o Nalgumas espécies está equipado com músculos de percussão para a produção de som.

7. <u>Órgãos dos sentidos especiais nos peixes</u>

I. <u>Olhos</u>

S Os olhos dos peixes estão situados bilateralmente num campo ósseo de visão monocular e de movimentos livres.

S Os olhos dos peixes são ligeiramente salientes.

S Colocados bilateralmente, exceto nos peixes *Solea* (solha), em que ambos os olhos estão localizados dorsalmente.

S Os peixes não têm pálpebras, exceto o salmonete, que tem uma membrana gordurosa à volta do olho.

II. Sentidos olfativo e gustativo
S Órgão olfativo:

o   O olfato nos peixes está centrado na cavidade nasal, onde a água é
circula entre os pares de aberturas nasais enquanto o peixe nada.

o   Os dois sacos nasais são revestidos por epitélios olfactivos que são
ligado ao nervo olfativo.

S Gustatório (papilas gustativas):

o As papilas gustativas encontram-se nos lábios, na cabeça, nas barbelas, nas brânquias, nos arcos branquiais e na cavidade bucal.

S Receptores de temperatura e tato:

o Existem muitos neurónios livres espalhados pela epiderme do peixe que lhe conferem a sensação de temperatura e os efeitos tácteis.

III. Labirinto (ouvido interno)
S Função:

o O labirinto é um desenvolvimento surpreendente da linha lateral anterior, formando um órgão sensorial complexo associado à manutenção do equilíbrio e da audição.

J **Estrutura:**
o É constituído por duas partes ligadas entre si: os canais semicirculares e os órgãos otolíticos.

IV. Sistema de linhas laterais:

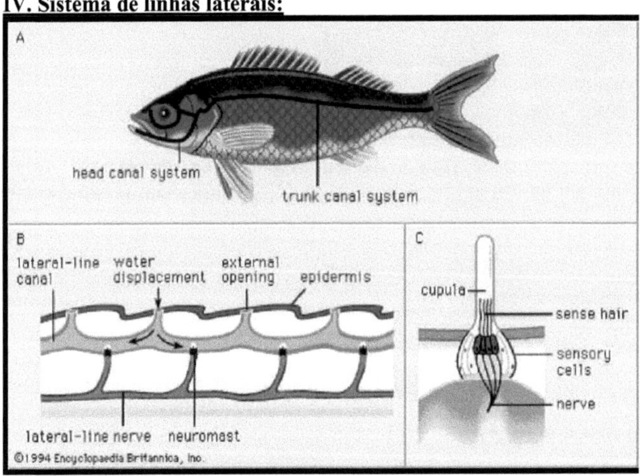

Figura (12) Ultra-estrutura da linha lateral.
J **A linha lateral é um órgão distinto que se encontra apenas nos vertebrados inferiores.**

J **Anatomia topográfica:**

o Os seus principais componentes são os canais da linha lateral emparelhados ao longo do tronco dos peixes.

J Função e significado:

Estes canais são poros ou aberturas microscópicas que contêm mecanorreceptores, pelo que a linha lateral é muito sensível a qualquer movimento pouco frequente na água (vibrações da água).

J Desenvolvimento:

o Bem desenvolvido ------------------ > Perca do Nilo

o   Mal desenvolvido ---- > Tilápia do Nilo

o   Ausente --------------- > Sardinha

8. O sistema endócrino

O sistema endócrino dos peixes tem os mesmos componentes básicos que o dos mamíferos, embora a presença de algumas estruturas endócrinas, como os corpúsculos de estanoso, não tenha análogos aparentes nos mamíferos

Glândula	Localização	Função
A pituitária	Ventral ao cérebro	Libertação de hormonas estimulantes que estimulam outros órgãos endocπneos. Por exemplo, a hormona estimulante da tiroide.
Tiroide	Distribuído ao longo da aorta ventral e das artérias branquiais	Liberta tiroxina que promove o crescimento dos peixes juvenis
Corpos ultimobranquiais	Perto das fendas branquiais	Secreta calcitonina que regula o cálcio sérico nos peixes.
Inter-renal	Rim anterior	Equivalente ao córtex suprarrenal. Secreta hormonas esteróides que estão envolvidas no metabolismo mineral, na resposta ao stress e na utilização de gorduras.
suprarrenal	Rim Antenor	Equivalente à medula suprarrenal que segrega adrenalina como resposta ao stress, regula a deposição de pigmentos nos melanóforos
Os corpúsculos de estanoso	Rim de peixes ósseos apenas	Teteocalcina hormona que bloqueia o cálcio absorção pelas brânquias, osmorregulação e equilíbrio eletrolítico.
A urófise	Na extremidade posterior da espinal medula Nos tubarões e peixes ósseos	Secreta Hormonas urofvseais têm um papel na osmorregulação.

Figura (13) Órgãos endócrinos dos peixes.

9. O sistema nervoso

•	O sistema nervoso dos peixes é composto principalmente pelo cérebro e pela espinal medula.

•	O cérebro e a medula espinal são protegidos por uma única camada meníngea primitiva, que envolve o líquido cefalorraquidiano.

•	**Cérebro:**

O cérebro é o órgão mais leve do corpo do peixe, pois não excede mais de 1% do corpo do peixe.

As principais regiões do cérebro são:

o **Cérebro anterior:** é responsável pelo olfato, aspectos da visão das cores, memória, comportamento reprodutivo e alimentar.

o **Meio do cérebro:** é também chamado de lóbulos ópticos, que estão envolvidos na função das visões.

o **Cérebro posterior (o cerebelo):** ocupa-se da coordenação dos movimentos, do tónus muscular e do equilíbrio corporal.

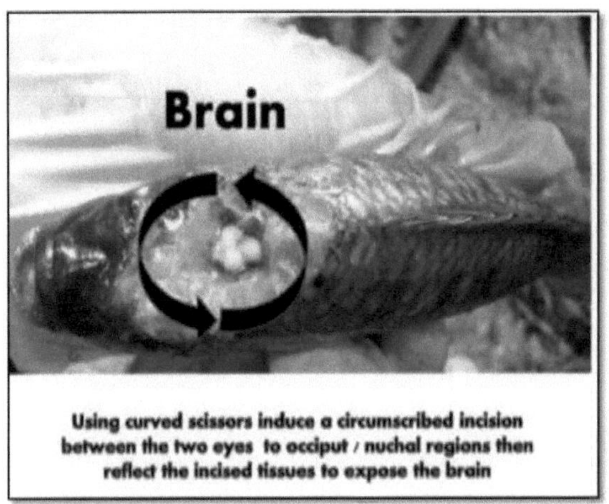

Figura (14) Incisão circunscrita efectuada na cabeça da tilápia do Nilo para expor o cérebro.

<u>HISTÓRIA DE CASO</u>

<u>As perguntas seguem os três caminhos seguintes</u>

❖ Perguntas sobre factos básicos (por exemplo, género, sexo, espécie, idade....etc)

❖ Perguntas abertas (por exemplo, dar ao proprietário a oportunidade de responder)

❖ Questões específicas (por exemplo, alimentação, qualidade da água, doenças anteriores, etc.)

<u>I.</u> <u>Peixe</u>

1. **<u>Espécies:</u>** Algumas doenças são mais limitadas a certas espécies do que a outras.

i. SVC: afectam apenas os ciprinídeos, pelo que, quando fizer uma pergunta, deve restringi-la aos ciprinídeos e não a outras espécies, como os ciclídeos.

ii. Carp Pox: afecta apenas a carpa, pelo que não devem ser colocadas questões relacionadas com outras espécies.

iii. Furunculose: afecta os salmonídeos, pelo que as suas perguntas devem limitar-se às doenças dos salmonídeos e não a outras espécies.

2. **<u>Sexo:</u>** Algumas doenças afectam apenas as mulheres e outras afectam os homens. Além disso, a incidência de algumas doenças é muito mais elevada nas mulheres do que nos homens (e vice-versa).

3. **<u>Idade:</u>** Algumas doenças afectam apenas os peixes jovens e outras afectam os adultos, por isso, quando fizer uma pergunta, concentre-se nas doenças restritas a cada idade. Por exemplo, a doença do rodopio só afecta os salmonídeos jovens (alevins) e a síndrome da mortalidade precoce só afecta as fases de saco vitelino e de alevins.

4. **Peso (tamanho):** os peixes grandes precisam de mais requisitos dietéticos do que os pequenos, de modo que quando a dieta é deficiente num destes ingredientes ou em quantidade, então desenvolver-se-á um problema de doença. Assim, o conhecimento das necessidades padrão para cada fase do peixe (peso) será uma pista para resolver tal problema de doença.

5. **Origem do peixe:** Conhecer a fonte do peixe (marinha, salobra, água doce, esgoto, água subterrânea, lago de terra, água de drenagem agrícola... etc.) ajudará a orientar a pergunta para acompanhar o problema da doença. A estreptococose é uma doença que resulta de um problema de esgotos, por isso, quando se considera a questão, deve perguntar-se qual é a fonte do peixe.

6. **Data de introdução de novas espécies de peixes:** ajudará a determinar se a doença é endémica ou se foi provocada por peixes provenientes de outra exploração piscícola.

II. Criação e gestão
1. **Tipo de instalação de aquicultura**

i.   Aquário de vidro

ii.   Lago de terra

iii.   Casa verde

iv.   Tanque de fibra de vidro

2. **Alimentação**

i.   **Tipo :** Algumas doenças estão relacionadas com o facto de alimentar o peixe com um tipo de granulado defeituoso, por exemplo, a tilápia é um peixe que se alimenta à superfície e que se alimenta de granulado flutuante, por isso, quando lhe é dado granulado que se afunda, não se alimenta e o granulado acumula-se no tanque, purificado, levando a um elevado teor de matéria orgânica e a problemas nas guelras.

ii.   **Quantidade:** Se o peixe for alimentado com 1 kg três vezes por dia, então se 3 kg de peixe forem atirados para o tanque, serão acumulados, purificados, com muita matéria orgânica, desenvolver-se-ão problemas de brânquias. Além disso, se forem atiradas aos peixes pequenas quantidades de comida para além das necessárias, depois de um certo período os peixes sofrerão de problemas de deficiência alimentar.

iii.   **Método:** Alimentadores manuais ou automáticos.

iv.   **Armazenamento:** Problemas de micotoxinas devido à temperatura e humidade elevadas.

3. **Água**

i.   **Fonte**

ii.   **Profundidade**

iii.   **Taxa de mudança de água**

iv.   **Análises:** (Temp., O2, pH, Salinidade, Amoníaco)

111. A própria doença

1.   **Evolução da doença** (aguda, subaguda, crónica).

2.   **Morbilidade, Mortalidade, Fatalidade de casos.**

3.   **Medidas de controlo** (vacinação, desinfeção, etc.).

4.   **Ocorrência anterior da doença.**

Exame à distância (exame visual)
Visita à quinta
1.   Inspeção normal (reflexos de peixe)
Tipos de reflexos dos peixes
A.   Água interior
i.   Reflexo de fuga: Os peixes reagem a diferentes estímulos físicos; os peixes fogem e escondem-se num esconderijo, enquanto os peixes doentes não conseguem esconder-se ou responder aos estímulos.

ii.   Reflexo de alimentação: Os peixes adaptam-se normalmente a sair da água (saltam, fazem bolhas na água) quando cheiram a comida ou ouvem quem os alimenta em determinadas alturas. Os peixes doentes não reagem a este tipo de reflexo e deixam de comer (anorécticos).

B.   Água exterior
i.   Reflexo ocular: O olho move-se livremente para o lado para o qual se vira. Quando os peixes estão doentes, perdem a capacidade de mover os olhos para cada uma destas direcções.

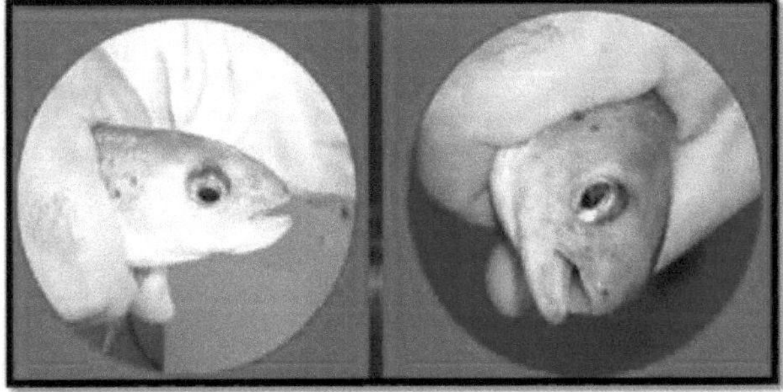

Figura (15) Reflexo ocular na truta arco-íris. A imagem é uma cortesia do Dr. Ehab Elsayed (FDML, Universidade do Cairo).
ii.   Reflexo da cauda: A cauda move-se livremente para a direita e para a esquerda em peixes saudáveis quando mantida na posição vertical. Os peixes doentes não são capazes de mover a cauda.

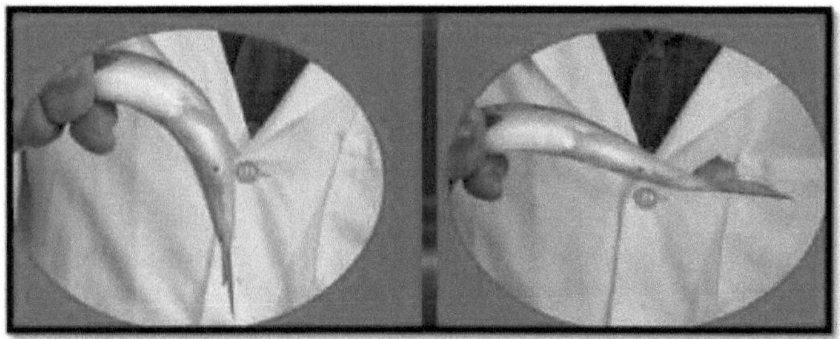

Figura (16) Reflexo da cauda. A imagem é uma cortesia do Dr. Ehab Elsayed (FDML, Universidade do Cairo).

<u>iii.</u>   <u>Reflexo de defesa:</u> Os peixes erguem as barbatanas (barbatana dorsal e barbatana peitoral) como meio de defesa contra os agressores e batem as asas a bordo. Os peixes não saudáveis parecem letárgicos e incapazes de se defender.

<u>2.</u>   **<u>Comparar a anamnese com os resultados reais da visita à exploração.</u>**

<u>3.</u>   **<u>Observar as alterações comportamentais anómalas da população de peixes dentro de água.</u>**

A.   **Emergência, respiração ofegante, piping, movimento opercular rápido** e agregação à entrada da água (problema de brânquias, baixo oxigénio dissolvido).

B.   **Escurecimento** (generalizado, como no caso de stress grave devido a canibalismo, ou apenas na parte posterior, como no caso da doença do rodopio (cauda preta)).

C.   **Perda de flutuabilidade ou de equilíbrio:** Doenças da bexiga natatória.

D.   **Movimento intermitente:** parasitas externos e internos.

E.   **Rodopios (círculos): por** exemplo, doença dos rodopios, estreptococose, septicemia entérica do peixe-gato e necrose nervosa viral.

F.   **Repouso no fundo da lagoa com a barbatana peitoral erguida:** poluição da água.

G.   **Esfregar o corpo contra objectos fixos e paredes do tanque:** Infestação parasitária externa.

<u>**4.**</u>   <u>**Padrões de mortalidade.**</u>

Diferentes padrões de mortalidade de peixes e suas possíveis causas

Padrão de mortalidade	Causas possíveis
Curso prolongado de mortalidade	Parasitas internos e externos
Mortalidade sob a forma de curva em forma de sino	Infecções bacterianas, virais e fúngicas
A mortalidade aumenta de forma ascendente, atingindo um pico e mantendo-se depois elevada.	Deficiência nutricional, incluindo deficiência em quantidade e qualidade ou privação total de alimentos
A mortalidade ocorre no início da manhã com as alterações físicas da água	Baixo nível de oxigénio dissolvido
A mortalidade ocorre abruptamente no tanque de peixes, envolvendo todos os peixes	Envenenamento

TRANSPORTE
<u>**Objectivos**</u>
1.   Transporte da amostra de peixe para o laboratório para diagnóstico
2.   Povoamento de novos viveiros de peixes com alevins ou juvenis no início do ciclo de criação.
3.   Importação e exportação de peixe
<u>**Métodos (ferramentas) de transporte**</u>
<u>**1)**</u>   <u>**Sacos de plástico:**</u>

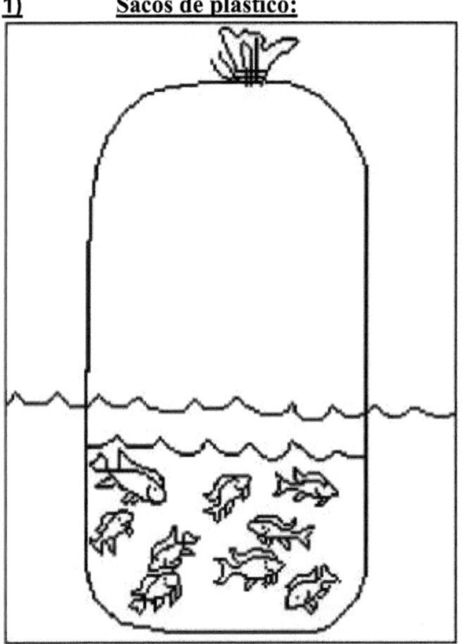

Figura (17) um esboço que mostra a relação oxigénio : água + peixes (2/3 oxigénio :1/3 água +peixe)
<u>**2)**</u>   <u>**Recipientes de plástico:**</u>
o Um grande recipiente com uma fonte de oxigénio o Utilizado principalmente para peixes de grande porte e reprodutores

<u>**3)**</u>   <u>**Recipientes de esferovite:**</u>
o Utilizado principalmente para o transporte aéreo e marítimo de peixe

o Escuro, leve em peso, isolado, anti-concussão

<u>**4)**</u>   <u>**Baldes de plástico:**</u>

o Deve ser complementado com uma fonte de oxigénio

<u>**Precauções adoptadas no transporte**</u>
❖   **Antes:** Jejum de 24 a 48 horas

❖   **Durante:**

o Evitar a agitação (veículo a baixa velocidade)

o Sedação (dose baixa de anestésico) ou adição de gelo (hipotermia)

o Manter os peixes num ambiente escuro

❖   **Depois:** Aclimatação

<u>**Aclimatação**</u>
<u>**1.**</u>   <u>**Sacos de plástico**</u>

o Colocar o saco fechado na superfície da água durante 20 a 30 minutos.

o Fazer uma pequena abertura para troca gradual de água durante 15 minutos

o Fazer uma abertura grande até os peixes começarem a mover-se para fora do saco e, em seguida, retirar o saco

<u>**2.**</u>   <u>**Recipientes ou baldes de plástico**</u>

o Transferência gradual da água do tanque para o recipiente e vice-versa durante cerca de 30 minutos.

<u>**ANESTESIA**</u>
<u>**Objectivos da Anestesia**</u>

1.   Transporte de peixe.

2.   Manuseamento dos reprodutores durante a recolha de ovos/sémen durante a inseminação artificial.

3.   Antes da colheita de sangue.

4.   Antes de uma pequena cirurgia.

5.   Antes da injeção I / M e I / P.

<u>**Estágios da anestesia**</u>
1.   Sedação ------ Redução dos movimentos e da respiração

2.   Anestesia

i. Perda parcial do equilíbrio

ii. Ligeira reatividade a estímulos

iii.   Movimento opercular rápido

3.   Anestesia cirúrgica

i. Perda total de equilíbrio

ii. Sem reatividade a estímulos

4.   Morte

i.   Paragem completa da respiração

ii.   Morte eventual

<u>Tipos de anestésicos</u>

1. <u>MS 222 (Sulfonato de metano de tricaína)</u>
Dose efectiva: 100 - 200 mg/L

Tempo de indução: 5 a 10 minutos

Vantagens:

o Facilmente solúvel em água

o Adequado para uma grande variedade de spp

Desvantagens:

o Caro

o Alterar os parâmetros sanguíneos

o Agente hipóxico

o Produzem um pH ácido: Sulfonato de metano de tricaína ----------------------------------

Ácido sulfonílico--- pH ácido. Assim, deve ser

neutralizado pela adição de 100-200mg de bicarbonato de sódio à solução.

2. <u>Benzocaína</u>
Dose efectiva: 100 - 200 mg/L

Vantagens:

o   Mais barato do que o MS222

o   Menos stressante do que MS222

Desvantagens:

o Insolúvel em água mas solúvel em solventes gordos (etanol), pelo que a solução de reserva deve ser

preparada em solução de reserva.

3. <u>Óleo de cravo</u>
Dose efectiva: 20 - 40 mg/L
Vantagens:

o Barato

o Indução rápida

o Ampla margem de segurança

Desvantagens:

o Insolúvel em água, pelo que deve ser preparado em solução de reserva antes de ser utilizado.

AMOSTRAGEM PARA FINS DE DIAGNÓSTICO
I. Amostra de peixe
Caraterísticas da amostra
o A amostra deve ser representativa

o Peixes moribundos: em diferentes fases da doença (fase inicial, de pico, tardia).

S **Inclui peixes saudáveis:** para comparação com os que apresentam sinais clínicos da doença.

S Peixes mortos recentemente: (2-4 horas após a morte, no máximo)

S A dimensão da amostra varia consoante :

o Idade

o Tamanho

o Suspeita de doença

1. Toxicidade aguda (1-5 peixes)

2. Doenças infecciosas (peixes pequenos: 10-15 peixes e peixes grandes: 5-10 peixes)

S A amostra não deve incluir peixes mortos, devido ao seguinte

o Os tecidos dos peixes decompõem-se rapidamente (autólise PM)

o Assim que o peixe começa a decompor-se, os protozoários e os vírus deixam o corpo do peixe, pelo que não será possível diagnosticar essas doenças.

S Sinais de frescura

Item	Fresco	Decomposto	Purificado
Olho	Ligeiramente abaulado Transparente	Ligeiramente afundado Ligeiramente opaco	Profundamente afundado Opacidade total
Balanças	Firmemente fixado	Ligeiramente ligado	Separado
Ventilação	Fechado	Aberto	Aberto e prolapsado
Cor das guelras	Vermelho rosado	Vermelho pálido	Esbranquiçado ou acinzentado
Dorsal Músculos	Firme (elástico)	Macio (não elástico)	Muito mole (pastoso)

11. Amostra de água
Caraterísticas da amostra
o A amostra deve ser representativa, recolhida em três pontos (entrada, saída e meio do tanque).

o A amostra deve ser colhida num recipiente separado

o A amostra deve ser colhida em condições de total assepsia, utilizando um frasco de vidro esterilizado (500 ml).

o A garrafa só deve ser aberta à superfície da água, a uma profundidade não inferior a 0,5 metros.

Parâmetros a examinar na amostra de água
1. **pH:** medido no local com um medidor de pH

2. **Temperatura:** medida no local com o termómetro de água

3. **O2 dissolvido:** medido no local com um medidor de oxigénio

4. **Turbidez:** medida com um disco de Sicchi

5.   **Amoníaco:** medido no local para evitar a rápida conversão em nitritos e nitratos através das bactérias nitrosomonas e nitrosobacter.

6.   **Salinidade:** medida com um refratómetro

EXAME CLÍNICO DOS PEIXES
PELE
ULCERS
1) Úlceras não específicas
Forma ou localização não específica no peixe e pode ser causada por muitas etiologias diferentes.

- Doenças septicémicas (MAS, Vibriose, septicemia *por Pseudomonas*, MTC, Estreptococoseetc.).

- Micobacteriose (*M. marinum , M. ulcerans , M. fortuitum*)

- Parasitas externos (Monogéneos, Tricodiníase, Crustáceos parasitas).

- Químico (álcalis e ácidos fortes)

- Lesões mecânicas

2) Úlceras específicas
Forma específica, localização específica no peixe e etiologia específica

- **Úlcera de 3 zonas**

o Ocorre no pedúnculo caudal da carpa no caso da fase crónica da MAS (devido ao efeito das dermonecrotoxinas produzidas por *Aeromonas hydrophila*).

o As 3 zonas são: Vermelha externa (zona hiperémica), Branca média (zona necrótica) e azulada interna (zona gangrenosa).

- **Dorso da sela como úlcera**

o Produzido na zona dorsal e dorsal de peixes infectados com *Flavobacterium columnare* (doença de Columnaris).

o A úlcera é produzida devido ao efeito de proteolíticos (hialuronidase, protease etc.)   enzimas
....produzidas por
Flavobacterium columnare.

- **Úlcera nodular granulomatosa de superfície elevada**

o Devido à penetração da cabeça *da Lernea cypriniceae* fêmea na pele do peixe carpa, com a consequente formação de tecido inflamatório e fibroso à volta da cabeça do crustáceo.

FURUNCLES
Os furúnculos são lesões semelhantes a abcessos que se produzem na pele de peixes salmonídeos afectados por *Aeromonas salmonicida* (furunculose de água doce) ou de peixes marinhos/ salobros afectados por espécies de *Vibrio* (furunculose de água salgada ou vibriose).

ERUPÇÕES VERMELHAS FISIOLÓGICAS
Trata-se de uma condição fisiológica em que a pele nas regiões do istmo e do ventre das tilápias J e $ apresenta uma cor vermelha intensa devido a algumas alterações hormonais associadas à maturidade

do peixe (desova).

HEMORRAGIAS CUTÂNEAS

• As hemorragias são fugas de sangue de diferentes tamanhos sobre as superfícies da pele dos peixes.

• De acordo com o tamanho, as hemorragias podem ser classificadas em: Peticheal (pontual), equimótica (poucos mm a cm), irregular (poucos cm em determinada região) e extensa ou generalizada (envolve todo o corpo do peixe).

• **As possíveis causas de hemorragias nos peixes são :**

o **Doenças septicémicas** (por exemplo, MAS, Vibriose... etc., principalmente devido à hemolisina e outras toxinas)

o **Vírus virémicos** (por exemplo, VPC, AIS... etc., principalmente devido ao efeito direto da replicação viral no interior do revestimento endotelial dos vasos sanguíneos).

o **Parasitas externos** (por exemplo, monogéneos e crustáceos parasitas).

o **Hemorragia** linear: é um tipo de hemorragia linear que aparece no istmo e no ventre dos peixes de escamas ou em diferentes locais da pele dos peixes de escamas devido à picada de piolhos de peixe (Argulus).

PONTOS
1)   Manchas brancas/nódulos

1.   Infestação **parasitária** (doença das manchas brancas: as manchas brancas são CT produzidas como uma reação do tecido do hospedeiro contra o trofozoíto maduro de Ichthyopthirius multifilis) na pele dos peixes.

2.   **Doenças granulomatosas crónicas** (devido à reação granulomatosa do agente patogénico na pele dos peixes)

a. Bacteriana (Micobacteriose, Nocardiose e BKD) b. Fungi (Ictiofonose)

2)   Pontos negros

• Manchas negras espalhadas por toda a superfície da pele do peixe

• Causada pela presença de EMC de tremátodes digenéticos (espécies Diplostomum).

• As manchas negras resultam principalmente do recrutamento dos melanóforos que circundam o CEM dos tremátodes digenéticos, com o desenvolvimento final de manchas negras.

• IMH: ciclídeos selvagens (tilápias do Lago Nasser) e tilápias criadas em tanques de terra.

• FH: Aves aquáticas

<u>**ESCURECIMENTO DA PELE**</u>
<u>**- Generalizado:**</u>

o Fases tardias das doenças septicémicas.

o Fases tardias de doenças toxémicas (clostridia, micotoxinas e metais pesados).

o Tensões fisiológicas, biológicas e naturais graves:

■   Canibalismo

■   Desova em peixes migradores

■   Migração para uma distância muito longa

•   **Posterior (cauda):**

o Principalmente conhecida como (Doença da cauda negra ou doença do remoinho), uma doença causada pelo *Myxosoma cerebralis*.

o Devido à lesão da cartilagem vertebral número 26 e à consequente pressão sobre o nervo espinal número 26, que resulta na perda total do controlo da pigmentação da parte posterior (região da cauda).

o IMH : *Tubifex tubifex*

o FH: salmonídeos jovens (3-6 meses)

<u>**LESÕES SEMELHANTES A TUMORES**</u>

•   Proliferativas, nodulares e semelhantes a verrugas: crescimentos duros semelhantes a pérolas sobre a pele do peixe (vírus da doença de Lymphocystis - LDV que pertence à família Herpesviridae).

•   Hiperplásica, extensa e cerosa mole: a sua cor varia do branco ao rosa (Carp Pox que pertence à família Iridoviridae).

<u>**PARASITAS MACROSCÓPICOS**</u>

• Crustáceos parasitas (Lernea spp e Argulus spp)

• Sanguessugas aquáticas (actuam como HI para trypansoma e trypanoplasma).

<u>**BOCA**</u>

• **Hemorragias:** (doença entérica da boca vermelha (ERM) devido a infeção por *Yersinia ruckeri*).

• **Estomatite necrótica :**

o Peixes de água doce (principalmente devido à *Flavobacterium columnare*, que se complica com a invasão secundária *da Saprolgenia parasitica*, causando a chamada doença do fungo da boca).

o Peixes marinhos (principalmente devido a *Flavobacterium maritimus* que se complica com a invasão secundária de   *Aphanomyces spp*

causando o que se designa por Doença do Fungo da Boca).

• **Parasitas macroscópicos:**

o Isopoda

o Sanguessugas aquáticas

<u>**OLHO**</u>

•   **Hemorragias:**

o **Bilateral:** infeção sistémica com doenças septicémicas (por exemplo, estreptococose, MAS) ou virémicas (por exemplo, VPC, AIS)

o **Unilateral:** (Lesão traumática)

* **Olho afundado:**
o Toxicidade crónica dos PCB

* **Opacidade da córnea:**
o **Central:** Cercárias de trematódeos digenéticos incorporadas no cristalino do olho sem encistamentos devido à natureza vítrea do cristalino (espécies Diplostomum)

o **Periférico:** Deficiência nutricional (deficiência de triptofano e de ácido pantoténico)

* **Exoftalmia (olho saltado)**
o **Bilateral :**

■ **Doenças infecciosas sistémicas**

* Doenças septicémicas (devido ao efeito de toxinas bacterianas no revestimento endotelial dos BVS)

o MAS

o Vibriose

o Septicemia *por Pseudomonas*

o ERM

* Doenças virémicas (replicação viral no interior do revestimento endotelial)

o SVC

o ISA

o VHS

* Doenças infecciosas crónicas (devido à hipoproteinemia associada)

o Micobacteriose

o Nocardiose

o Doença renal bacteriana

o Ictiofonose

■ **Hipoproteinemia (Cashexia)**

■ **Doenças toxémicas crónicas** (micotoxicoses, metais pesados toxicidade (mercúrio orgânico).

■ **Doenças das bolhas de gás** (supersaturação de gás).

<u>BURACO - NA - CABEÇA</u>

* Peixe-gato (*Edwardsiella* Septicemia do peixe-gato - *Edwardsiella ictaluri).*

* Ciclídeos / Ciprinídeos (Forma sistémica de hexamitiose - *Hexamita intestinalis*)

<u>GILLS</u>

As mesmas lesões e possíveis causas mencionadas na secção da pele podem ser aplicadas às guelras.

* **Mudança de cor**
o Vermelho pálido (Asfixia)

o Vermelho rosado intenso (toxicidade por cianeto)

o Cor castanha chocolate (toxicidade dos nitritos)

o Congestionamento de cor vermelha escura (Septicemia)

* **Pontos**
o Preto

o Branco

* **Mudança de tamanho**
o Aumento do tamanho (hiperplasia lamelar e agrupamento dos filamentos branquiais) devido à toxicidade do amoníaco (EGD).

o Desprendimento dos filamentos branquiais (necrose dos filamentos apicais) devido à Columnaris (*F. columnare*) ou à doença bacteriana das brânquias (*F. branchiophilum*).

* **Parasitas macroscópicos**
o Crustáceos (*Ergasillus*) associados a mácula e danos nas brânquias e sacos de ovos dos parasitas aparecem entre os filamentos das brânquias.

o Doença da larva amarela (EMC de um trematódeo digenético conhecido como *Clinostomum* spp)

SISTEMA ESQUELÉTICO

* Lordose, escoliose, cifose, mandíbula arqueada, mandíbulas inferiores ou superiores curtas, crânio em forma de papagaio, corpo em coto, nanismo, barbatanas fundidas.

* **Causas possíveis:**

o **Infecioso:**

■ Crónica granulomatosa bacterianas bacterianas crónicas (Micobacteriose, Nocardiose e BKD).

■ Doenças micóticas granulomatosas crónicas (Ictiofonose).

■ Doenças parasitárias granulomatosas (doença do turbilhão).

o **Não infecioso:**

■ Deficiência nutricional (deficiência de triptofano e de vitamina C).

■ Tóxico (toxicidade de metais pesados (cádmio e chumbo).

■ Lesões traumáticas.

■ Forte corrente de água no início da vida dos sábios.

■ Genética (hereditária)

AUMENTO DO ABDÓMEN

* **Aumento abdominal anterior:** (Principalmente devido ao aumento da bexiga natatória induzido por uma doença inflamatória conhecida como inflamação da bexiga natatória (SBI) ou saculite do ar ou aerocistite :

o Saculite viral do ar: Viremia primaveril da carpa (SVC)

o Saculite micótica do ar: *Phoma herbarum*

o Saculite parasitária do ar: Nemátodos da bexiga natatória

- **Aumento do abdómen médio:** (Principalmente devido à acumulação de líquido ascítico na cavidade abdominal (Ascite)):

o **Doenças infecciosas sistémicas**

- Doenças septicémicas (devido ao efeito de toxinas bacterianas no revestimento endotelial dos BVS)

o MAS

o Vibriose

o Septicemia *por Pseudomonas*

o ERM

- Doenças virémicas (replicação viral no interior do revestimento endotelial)

o SVC

o ISA

o VHS

- Doenças infecciosas crónicas (devido à hipoproteinemia associada)

o Micobacteriose

o Nocardiose

o Doença renal bacteriana

o Ictiofonose

o **Hipoproteinemia (Cashexia)**

o **Doenças toxémicas crónicas** (micotoxicoses, toxicidade de metais pesados (mercúrio orgânico).

- **Aumento do abdómen posterior** :
> Principalmente devido ao aumento das gónadas durante as fases de desova.

o Ovários maduros amadurecidos.

o Testículo maduro amadurecido.

FÍGADO
- **Hepatogmegalia**
o Doenças septicémicas agudas

o Tumores hepáticos (toxicidade crónica de metais pesados -Aflatoxicose)

- **Mudança de cor**
o Fígado congestionado (Doenças septicémicas agudas - Doenças virémicas agudas)

o Fígado amarelo (Jejum - Cashexia - BKD - eimeriose crónica - hexamitiose crónica)

- **Nódulos**
o **Nódulos esbranquiçados**

- Doenças granulomatosas crónicascrónicas

- Hexamitiose crónica

- Eimeriose crónica

- EMC de tremátodes digenéticos

o **Nódulos enegrecidos ou avermelhados**

■ Quistos de nemátodos

<u>**SPLEEN**</u>

As mesmas lesões e causas descritas no fígado.

<u>**RINS**</u>

- **Mudança de cor**

o Descoloração acinzentada

o Rim congestionado

- **Nódulos**

o **Nódulos esbranquiçados**

■ Doenças granulomatosas crónicas

J BKD

J Micobacteriose

J Nocardiose

J Ictiofonose

■ EMC de tremátodes digenéticos

■ Quistos de Myxosporidial (*Myxosoma tilapiae*)

■ Nefrocalcinose nos salmonídeos

o **Nódulos negros ou avermelhados**

■ Quistos de nemátodos

- **Textura friável**

o BKD aguda

o Ocratoxicose

o Doenças septicémicas agudas

<u>**INFLAMAÇÃO DA BEXIGA NATATÓRIA**</u>

<u>**AIRSACULITE - AEROCISTITE**</u>

- **Viral**

o **Viremia primaveril da carpa (sVc):** O vírus atinge o revestimento endotelial da bexiga natatória, provocando a sua rutura com as consequentes manchas hemorrágicas e uma inflamação grave, juntamente com um aumento de tamanho (lesão muito patognomónica para este vírus).

o **Vírus do robalo:** começa com uma inflamação ligeira que se prolonga com uma inflamação hemorrágica aguda e termina com uma inflamação crónica manifestada por exsudados amarelos e crostas que revestem a parede interna da bexiga natatória.

- **Micótico**

o Infeção *por Phoma herbarum* nos salmonídeos (começa na fase inicial do saco vitelino e prolonga-se até às fases posteriores se o peixe ainda estiver vivo)

- **Parasita**

o **nemátodos da bexiga natatória**

■ *Cystidecola* (salmonídeos)

- **Bacteriana**

o Infeção *por Flavobacterium psychrophilum* em salmonídeos jovens e peixes brancos (crostas amarelas que revestem a parede interna do SB).

EXAME PARASITOLÓGICO LABORATORIAL
Seleção de amostras para exame parasitológico

•   A amostra deve ser moribunda e representativa (número, fase e distribuição).

•   É preferível que os peixes sejam examinados no local ou apresentados vivos para assegurar a recuperação da maior parte dos parasitas.

•   Os parasitas macroscópicos serão ainda identificáveis, e muitas vezes vivos, se o peixe inteiro ou as partes afectadas forem rapidamente submetidos a refrigeração (não congelados).

•   Mesmo no caso de peixes apresentados vivos, os protozoários podem ocasionalmente perder-se durante o transporte, especialmente quando a temperatura é reduzida pela adição de gelo ao contentor. Estes casos ilustram a necessidade de enviar tecidos fixados e esfregaços, especialmente de brânquias.

•   Os peixes mortos recentemente devem ser examinados o mais cedo possível (no local).

•   As amostras congeladas não devem ser utilizadas para o exame parasitológico, exceto no caso de certos protozoários que resistem à congelação, por exemplo, protozoários esporulados em tecidos (myxosporidia e microsporidia).

•   Não devem ser utilizados anestésicos quando se trata de parasitas externos para evitar que se desprendam do peixe hospedeiro enquanto estão na água (a amostra dará resultados falsos negativos).

•   Evitar a secura do peixe ou da amostra de montagem húmida, especialmente se se suspeitar de protozoários externos.

•   Deve ser utilizado um anticoagulante adequado (por exemplo, citrato de Na) para obter uma amostra de sangue total para procurar parasitas sanguíneos em esfregaços de sangue depois de serem corados com Giemsa e Leishman.

•   O material fixado deve incluir qualquer tecido afetado, incluindo parasitas *in situ*, se existirem exemplos suficientes (de preferência in situ, a não ser que sejam preparados como abaixo indicado), esfregaços de brânquias, sangue e lesões parasitárias suspeitas.

A. Exame da pele e das guelras
1.   Parasitas microscópicos

•   Os esfregaços não corados em montagem húmida são feitos a partir da pele e do muco branquial de peixes vivos moribundos, imediatamente após a sua remoção da instalação aquática.

•   Os esfregaços de muco seco são corados com Giemsa.

•   Os esfregaços de muco e de coloração da pele e das brânquias em montagem húmida são examinados microscopicamente a baixa e alta potência para detetar a presença de qualquer parasita microscópico, como protozoários ciliados (*Itcthyopthirius multifillis , cryptocarion irritans , Chilodenella spp, Epistyles spp*); flagelados (*Cryptobia branchialis, Icthyopodo spp*); mixozoários (*Henuguya* spp); monogenéticos (*Dactylogurus, Gyrodactyllus ,*

cichlidogyrus spp) .

2.   Parasitas macroscópicos

•   A pele é examinada para detetar os parasitas externos macroscópicos, tais como sanguessugas (IMH para Trypanosomnes), crustáceos parasitas (Lernea e Argulus spp)

•   As brânquias foram retiradas com uma tesoura para expor as brânquias, que serão depois examinadas para detetar a presença de sanguessugas aquáticas e de crustáceos parasitas como as espécies de Ergasillus.

•   As brânquias foram retiradas do corpo e a porção pós-cefálica da cavidade abdominal foi examinada para detetar a presença de metacercárias encistadas digenéticas (EMC) de quistos de *Clinistomum tilapiae* (larva amarela).

•   **Exame da EMC:** As metacercárias encistadas foram colhidas das brânquias e dos músculos pós-cefálicos/pós-branquiais e incubadas a 37°C durante 2 horas em solução digestiva de pepsina para a excitação das metacercárias encistadas, que passaram a ser designadas por metacercárias excistadas.

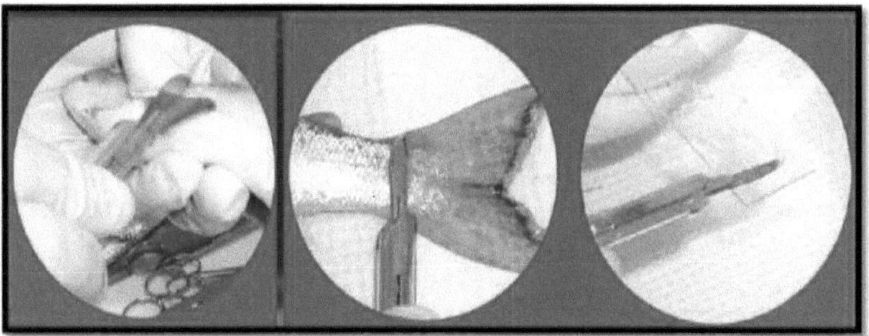

Figure (18)   Raspagem da pele e das barbatanas e preparação de uma montagem húmida a partir do muco (a fotografia foi tirada por Ehab Elsayed (FDML-Universidade do Cairo) e é cortesia do Michigan State Aquatic Animal Health Lab (Dr. Mohamed Faisal).

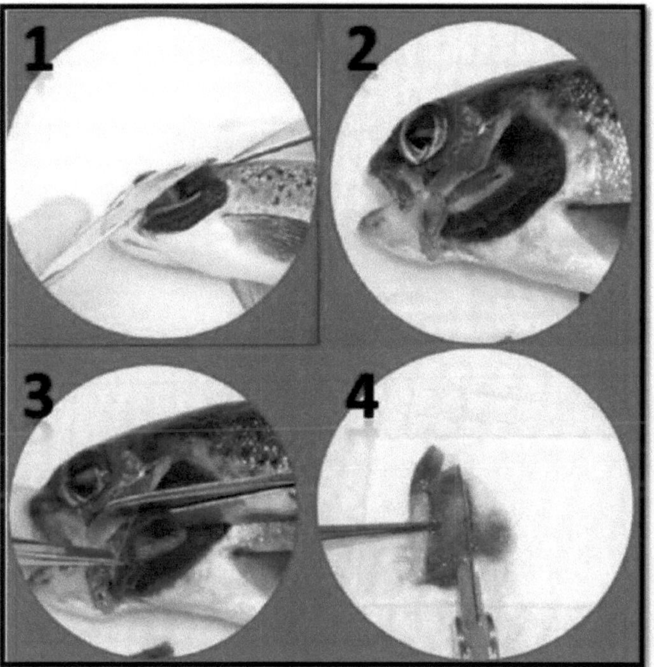

Figure (19)   Raspagem das brânquias e preparação da montagem húmida do muco (a fotografia foi tirada pelo Dr. Ehab Elsayed (FDML-Universidade do Cairo) e é cortesia do Michigan State Aquatic Animal Health Lab (Dr. Mohamed Faisal).

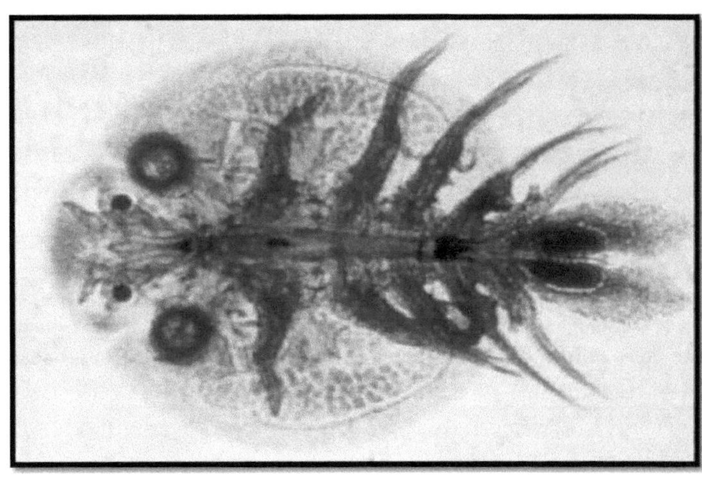

Figura (20) Vista ventral dos piolhos dos peixes (*Argulus* spp)

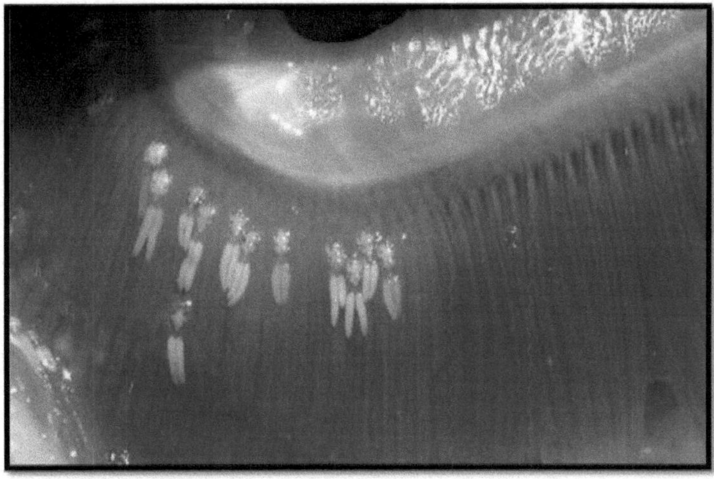

Figura (21) Espécie *Ergasilus* presa aos filamentos branquiais, expondo os seus longos sacos de ovos esbranquiçados.

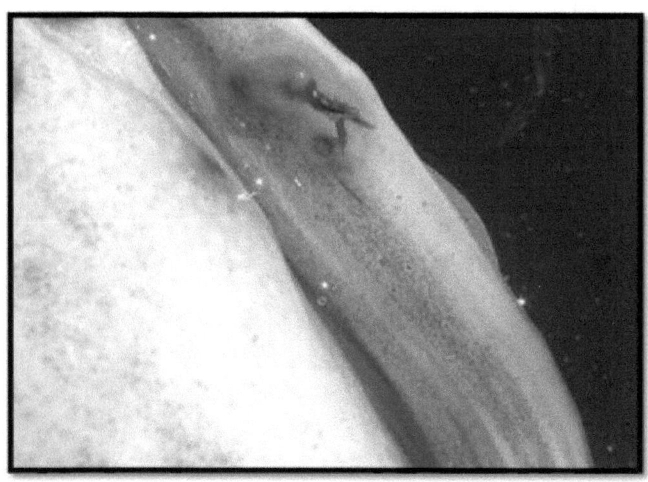

Figura (22) Espécies de *Lernea* num bacalhau de Murray

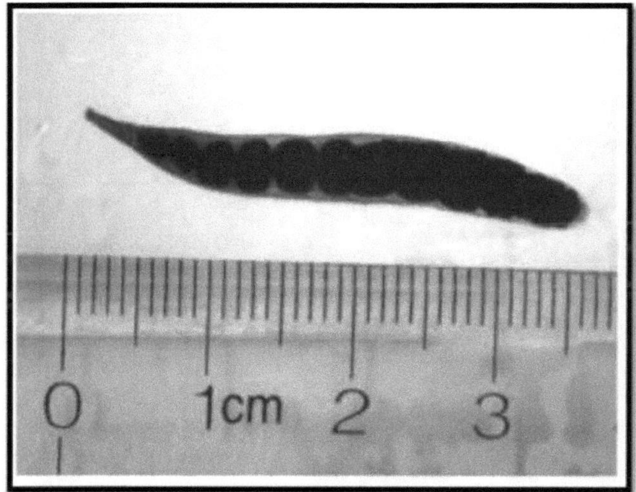

Figura (23) A sanguessuga aquática (*Myzobdella lugubris*) retirada da pele de um robalo (Faisal et al. 2011)

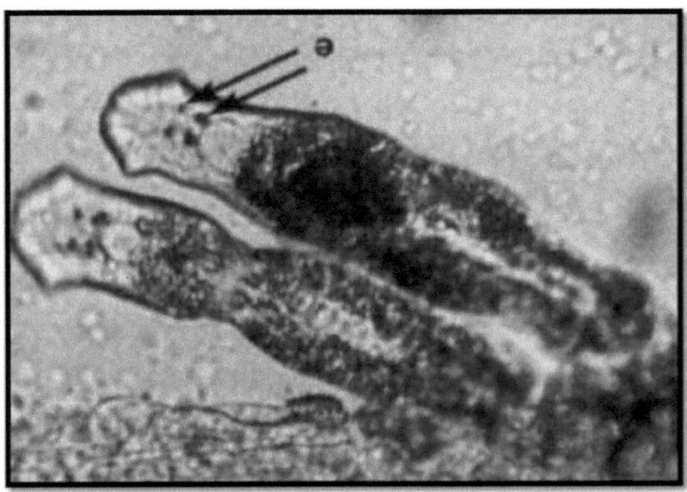

Figura (24) Montagem húmida não corada mostrando *Dactylogyrus* spp com as típicas 4 manchas oculares (e)

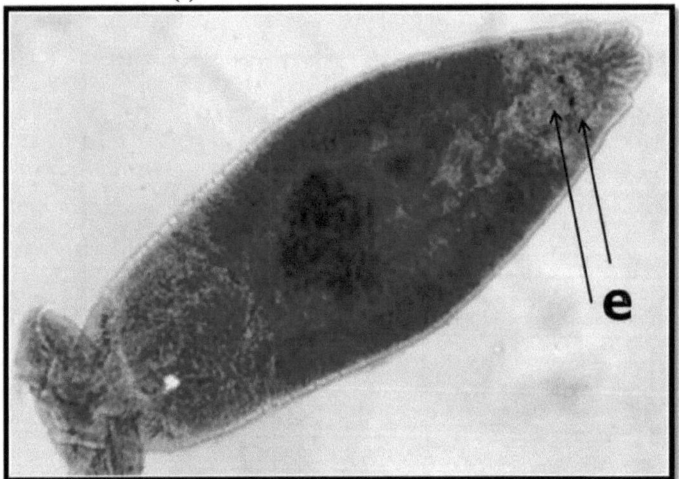

Figure (25)   Espécie de *Cichlidogyrus* com manchas típicas de dois olhos (e)

(A imagem é uma cortesia do Dr. M.S. Marzouk , FDML, Universidade do Cairo)

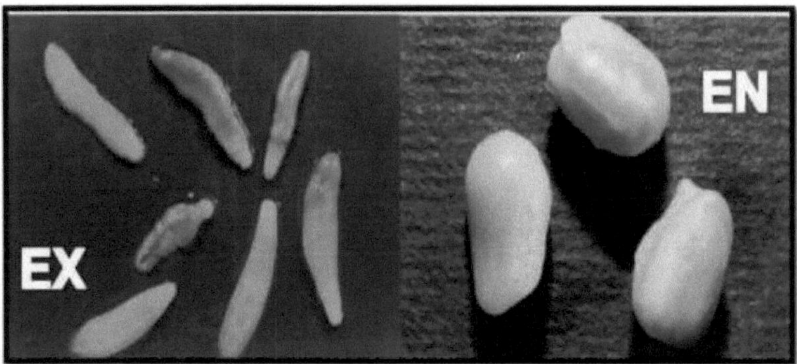

Figure (26) Cercárias encistadas (EN) de *Clinostomum tilapiae* (larva amarela) à direita e cercárias excistadas (EX) à esquerda (A imagem é uma cortesia do Dr. M.S. Marzouk , FDML, Universidade do Cairo)

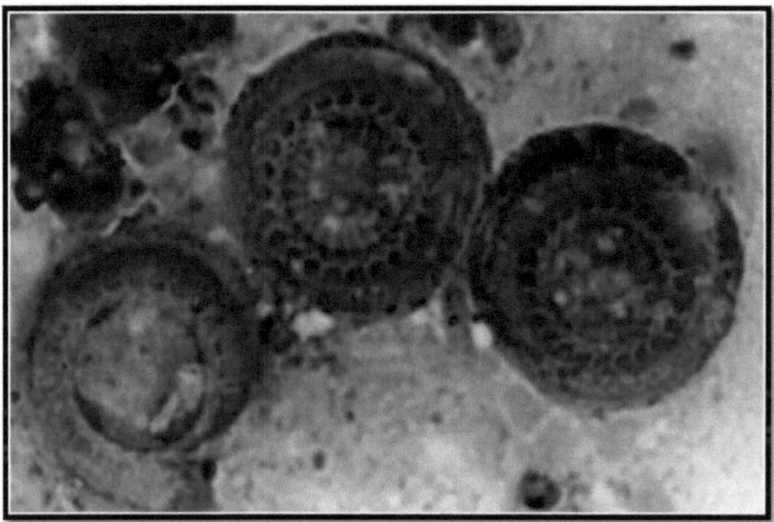

Figure (27) Montagem húmida de pele de peixe corada com Giemsa mostrando vários trofozoítos *de Trichodina*.

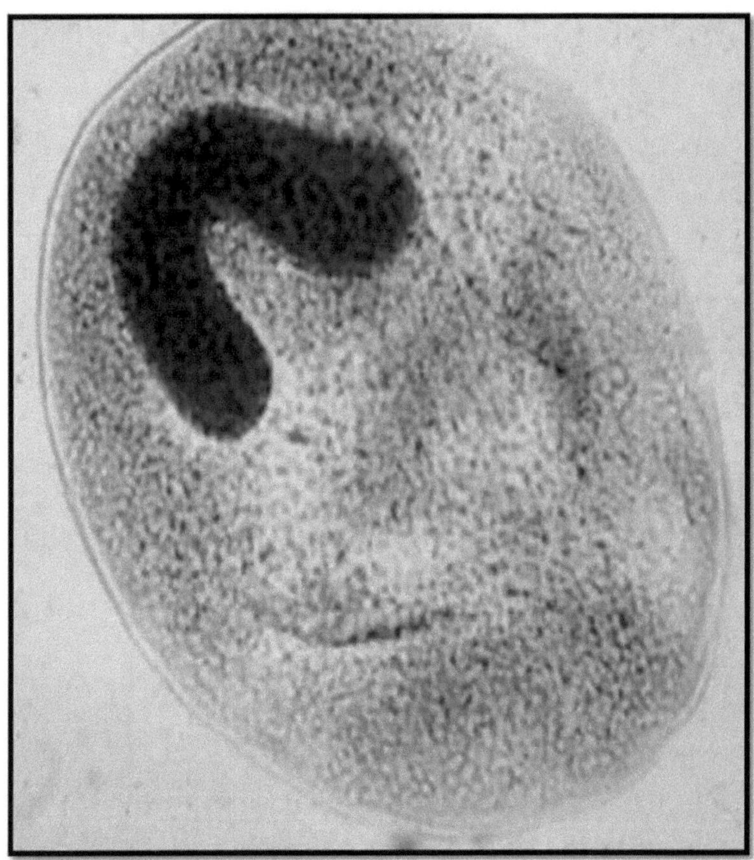

Figura (28) Montagem húmida de pele de peixe corada com Giemsa mostrando trofozoítos típicos *de Icthyopthirius multifilis*.

B. <u>Exame da boca</u>

A boca deve ser inspeccionada visualmente para detetar qualquer possível infestação de sanguessugas (por exemplo, infestação de sanguessugas do robalo de boca grande, tal como descrita por Faisal et al. 2011) ou infestação de Isopoda, que comem a língua dos peixes e permanecem na mesma enquanto os peixes viverem.

C. <u>Exame dos olhos</u>

Os globos oculares são removidos com uma tesoura curva e abertos com um bisturi, podendo o humor vítreo ser examinado em baixa e alta potência para detetar eventuais quistos parasitários (myxoporidia: por exemplo, *Myxobolus tilapia*, *M. heterosporus*). Além disso, a lente do olho deve ser macerada e montada numa lâmina de vidro limpa para ser examinada microscopicamente para detetar vermes oculares (*Diplostomum spathecum* cercariae).

D. <u>Exame do cérebro</u>

O cérebro pode ser exposto através de uma circuncisão circular entre os dois olhos e a zona do occipital. O cérebro deve primeiro ser examinado visualmente para detetar eventuais alterações de cor/consistência, vermes livres ou quistos parasitários.

E. <u>Exame dos músculos, do fígado, do baço, dos rins, das gónadas e do coração</u>

1)   Os músculos devem ser examinados grosseiramente para detetar eventuais nódulos parasitários, larvas de nemátodos, etc. Em seguida, a preparação de abóbora do músculo (pequeno cubo de músculo) deve ser comprimida entre duas lâminas e examinada ao microscópio com potências baixas de 10 X / 40 X para procurar eventuais esporos de microsporídios (por exemplo, *Haplospora*)   , cistos de EMC (por exemplo *Diplostomum*) ou quistos de larvas de nemátodos (por exemplo, *Anisakis*). A alteração da cor/consistência de áreas focais no músculo pode indicar a rutura do músculo por microsporídios (por exemplo, cor amarela e consistência mole).

2)   O fígado, o baço, os rins e as gónadas devem ser examinados grosseiramente para detetar qualquer alteração de cor/consistência (*Hexamita, Eimeria, Microsporidia, Myxobolus, Ceratomyxa*), vermes livres (*Anisakis*) ou nódulos parasitários (nemátodos, quistos digenéticos ou mixosporianos). A preparação de abóbora a partir de qualquer um destes tecidos pode ser efectuada comprimindo um pequeno pedaço do órgão que contém os nódulos/quistos entre duas lâminas e examinando-o ao microscópio a baixas potências de 10 X / 40 X para procurar eventuais quistos de *Hexamita/Eimeria* no fígado, esporos de mixosporídeos, esporos de microsporídeos, quistos de EMC (por exemplo, *Diplostomum*) e quistos de larvas de nemátodos (por exemplo, *Anisakis*).

3)   O coração das tilápias selvagens (tilápias do Nilo ou do lago Nasser) deve ser inspeccionado visualmente após ter sido feita uma incisão triangular do peixe para expor os órgãos internos, incluindo o coração. As larvas de amblicaecum longo/contracaecum curto aparecem como nemátodos vermelhos esbranquiçados que se estendem do seio venoso e do saco pericárdico posterior em direção à cavidade abdominal.

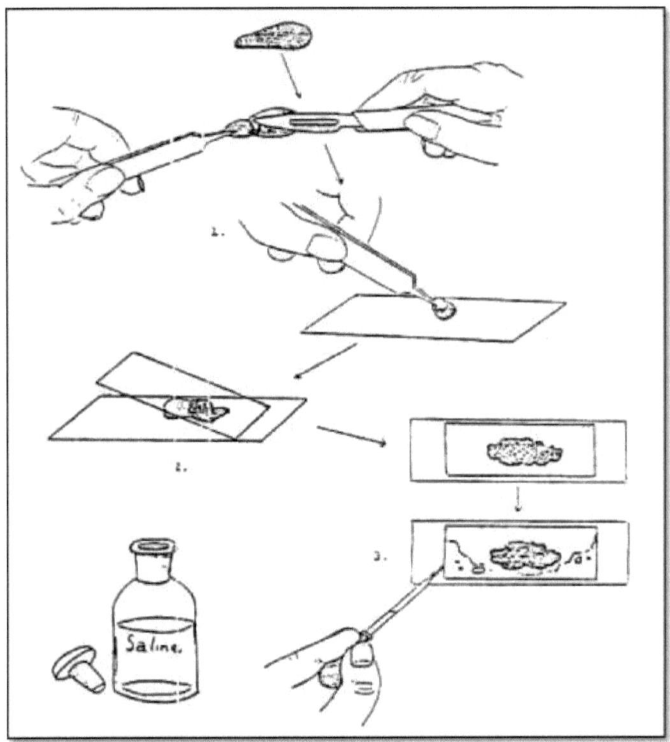

Figura (29) Preparação de um esfregaço de compressão (preparação de squash) de órgãos internos.

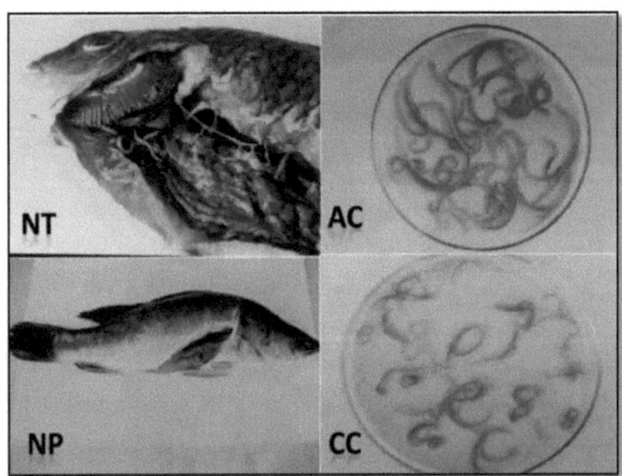

Figura (30) Larvas de Amplicecum (AC) que se estendem do coração da tilápia do Nilo (NT) e larvas de Contracecum (CC) que se estendem do coração da perca do Nilo (NP). A imagem é uma cortesia do Dr. M.S. Marzouk, FDML, Universidade do Cairo.

F. <u>**Exame do trato gastrointestinal**</u>

O trato digestivo de cada peixe fresco morto ou moribundo deve ser separado e colocado com o seu conteúdo num frasco de vidro separado contendo soro fisiológico e deixado a sedimentar durante 1-2 horas. O líquido sobrenadante deve ser eliminado e o sedimento deve ser lavado várias vezes com soro fisiológico normal para eliminar o excesso de muco. O sedimento límpido deve então ser examinado ao microscópio binocular de dissecação. Os parasitas detectados são recolhidos com pipetas e conservados em formol salino a 10% (tremátodes, cestodes e acantocéfalos) e em glicerina - álcool (1:4   para   os nemátodos).

G. <u>**Exame de sangue**</u>

-      Os esfregaços de sangue são preparados a partir de peixes através da recolha de amostras de sangue por diferentes vias, especialmente a partir do vaso caudal.

-      Os esfregaços de sangue são secos ao ar, fixados em álcool metílico durante 3-5 minutos e depois corados com corante de Giemsa (1 ml de corante de Giemsa de reserva adicionado a 9 ml de água destilada recentemente preparada) durante 20-30 minutos.

-      Para uma identificação mais aprofundada, pode ser efectuada uma cultura de sangue para propagar os tripanossomas antes de se proceder a outras identificações.

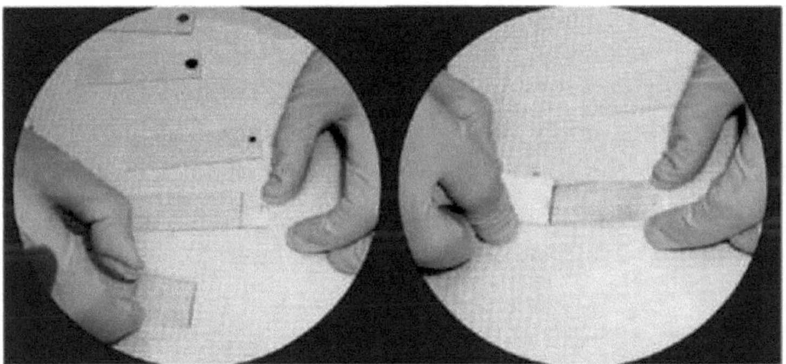

Figura (31) Preparação de uma película de sangue como passo inicial para o exame da película de sangue

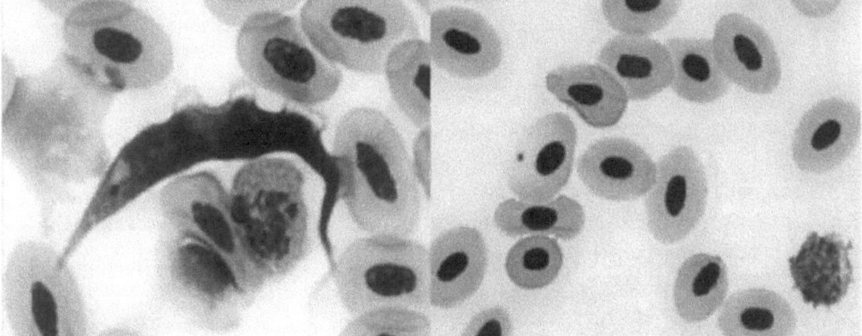

Figura (32) Trypanosoma sp. num esfregaço de sangue corado com Giemsa (esquerda) e num

esfregaço de sangue normal corado com Giemsa (direita)
<u>**Preservação de Parasitas**</u>
<u>**Protozoários**</u>
1.   As preparações permanentes de protozoários podem normalmente ser feitas espalhando o material afetado, por exemplo brânquias ou raspas de pele, sobre uma lâmina de microscópio.

2.   Se os espécimes não aderirem, a clara de ovo fresca emulsionada num pouco de água destilada e aplicada na lâmina do microscópio ajudará.

3.   Deixar o espécime repousar 5-10 minutos antes de o fixar.

4.   O fixador de Schaudinn (ver abaixo) é o mais utilizado, mas o líquido de Bouin também pode ser utilizado.

5.   Submergir as lâminas no fixador durante 10 minutos antes de as transferir para etanol a 70%, onde podem ser armazenadas indefinidamente.

6.   Os protozoários do sangue podem ser preservados para identificação através da preparação de uma fina película de sangue numa lâmina de microscópio limpa. Esta película deve ser rapidamente seca ao ar e fixada em metanol absoluto durante 5 minutos.

<u>**Trematódeos**</u>
1.   Os vermes monogénicos da pele ou das guelras devem ser mortos em água do mar quente (mas não a ferver) (para peixes marinhos) ou em água da torneira quente (para peixes de água doce).

2.   Em seguida, devem ser fixados em formalina neutra tamponada.

3.   Os adultos dos maiores vermes digenéticos do intestino devem ser mortos em solução salina quase fervente e depois fixados em formalina neutra tamponada.

4.   Os estádios adultos e intermédios dos vermes digenéticos que se encontram encistados nos tecidos devem ser fixados em formalina neutra tamponada.

5.   O fixador AFA também tem sido utilizado para trematódeos, após relaxamento em água da torneira, mas pode dissolver algumas estruturas duras que são úteis na identificação destes parasitas.

<u>**Nemátodos**</u>
1.   Um método para fixar os nemátodos consiste em colocá-los em ácido acético glacial concentrado durante 5-10 minutos, mergulhá-los em etanol a 70% aquecido num banho de água a 60 °C e deixar arrefecer.

2.   Este método fará com que a maioria dos nemátodos se endireite.

3.   O fixador de Davidson é menos perigoso do que o ácido acético glacial e, se utilizado à temperatura ambiente, fará com que a maioria dos nemátodos se endireite à medida que se fixam, o que é importante para facilitar a identificação.

4.   Em alternativa, utilizar etanol frio ou formalina tamponada neutra a 10% para nemátodos grandes, uma vez que os fixadores quentes podem causar bolhas na cutícula. Remover os nemátodos larvares dos quistos, se presentes, antes da fixação.

5.   Armazenar os nemátodos em etanol a 70% e glicerol a 5%.

<u>Acanthocephalans</u>
1.   A probóscide, uma caraterística taxonómica importante, pode normalmente ser tornada saliente colocando o espécime em água destilada.

2.   Ter cuidado para que o verme não se danifique devido ao inchaço excessivo.

3.   Ocasionalmente, é necessário exercer alguma pressão sobre a lamela para fazer sobressair a probóscide.

4.   Fixar com AFA ou formalina neutra tamponada e conservar em etanol a 70% com 5% de glicerol.

<u>Vermes mortos</u>
1.   Fixar os vermes mortos diretamente em fixadores de formalina a 10%.

<u>Copépodes, isópodes e outros crustáceos</u>
2.   Colocar diretamente em etanol a 70% ou etanol a 70% mais 5% de glicerol.

3.   Os parasitas podem ficar agarrados aos filamentos branquiais, à pele ou à língua no caso dos isolpodes.

EXAME BACTERIOLÓGICO LABORATORIAL
Critérios de amostragem

• Os peixes devem ser recebidos vivos ou mortos recentemente (no prazo de 1-2 horas) em gelo azul numa geleira isolada.

• O peixe não deve ser congelado. No entanto, no caso de bactérias granulomatosas crónicas, podem ser aceites amostras congeladas. Os peixes ensacados não devem estar em contacto direto com gelo azul, caso contrário congelarão.

• Os peixes vivos são preferidos para amostras de diagnóstico.

• Pelo menos 10 peixes moribundos devem ser colocados num ou mais sacos de plástico grandes e estanques contendo água da incubadora ou do aquário.

• A rotulagem exacta dos sacos de amostragem é uma vantagem para um diagnóstico preciso.

• No caso dos peixes cultivados: os peixes maiores devem ser amostrados individualmente, enquanto as fases mais pequenas dos peixes (alevins, ovos com olhos, ovos) podem ser agrupadas numa única amostra (5-10 amostras / 1 grupo), dependendo do número total de amostras a examinar.

• No caso dos peixes selvagens: Cada peixe deve ser gerido individualmente, mesmo os de menor tamanho dentro da mesma população examinada. No entanto, em caso de mortalidade em massa na mesma população de peixes, os peixes mais pequenos (alevins) podem ser agrupados numa base de 5-10 / 1 pool.

Procedimentos de amostragem

•   Antes do início do processo de amostragem, devem ser preparados os seguintes elementos: cabina de segurança biológica (fluxo laminar), instrumentos de dissecação esterilizados, ansa bacteriológica esterilizada, etanol a 80 %, chama de Bunsen ou bacto-incinerador, sacos de risco biológico para a eliminação de tecidos/anéis, luvas de eliminação, batas de laboratório limpas e, por vezes, máscaras.

• Na cabina de segurança biológica, o peixe deve ser colocado sobre o seu lado esquerdo numa placa de dissecação.

• A superfície do peixe é inundada com etanol a 80% e deixada até a superfície ficar turva.

• Será aplicada uma incisão triangular "técnica das 3 linhas" para a abertura dos peixes.

• Utilizar um conjunto de tesouras e pinças para abrir e mudar o conjunto de 5 em 5 peixes no caso de amostras agrupadas.

• As tesouras e pinças utilizadas para abrir os peixes não devem ser utilizadas para colher amostras bacteriológicas.

• Utilizar um novo conjunto de tesouras e pinças para abrir a bexiga natatória e perfurar o peritoneu para obter o rim.

A. Narinas

1. Introduzir suavemente um dispositivo de troca bacteriológica nas narinas do peixe e depois trocá-las de forma circular.

2. As trocas devem ser espalhadas em placas de meios enriquecidos [ágar de infusão de cérebro e coração (BHI) , ágar de soja tríptico (TSA) , ágar de sangue (BA)] e meios selectivos [ágar Hsu-Shotts , ágar Cytophaga modificado, ágar Todd Hewitt].

B. Brânquias, pele e barbatanas

1. Devem fazer-se primeiro raspagens e esfregaços de pele e depois corar com a coloração de Gram.

2. Se o exame microscópico revelar a presença de qualquer tipo de bacilos ou cocos curtos ou longos, é necessário efetuar uma cultura das lesões.

3. Certifique-se de que lava muito bem a lesão com álcool etílico a 80% e, em seguida, utilize uma pinça estéril, uma tesoura ou uma pinça descartável para recolher a amostra.

4. A amostra deve ser espalhada em placas de meios enriquecidos [ágar de infusão cérebro-coração (BHI), ágar de soja tríptico (TSA), ágar-sangue (BA)] e meios selectivos [ágar Hsu-Shotts, ágar Cytophaga modificado, ágar Todd Hewitt].

5. Podem ser utilizados outros meios em função das suas suspeitas, por exemplo, o meio Rimlers - Shotts no caso das Aeromonads, o ágar de isolamento de *Pseudomonas* no caso das Pseduomonads.

6. No caso dos peixes marinhos, deve ser adicionado cloreto de sódio ao meio (1,5 - 2 %).

C. Bexiga natatória

• Perfurar a bexiga natatória com uma tesoura de ponta esterilizada.

• Retirar uma ansa / esfregaço do conteúdo (crosta, sangue, exsudados) utilizando uma ansa bacteriológica estéril ou um esfregaço e espalhar em três placas de cultura (BHIA , BA & Hsu-Shotts).

D. <u>Rim</u>

O rim pode ser alcançado através de uma das seguintes abordagens:

•	**<u>Abordagem ventro-lateral (incisão triangular):</u>** Após a remoção da bexiga natatória e a punção do peritoneu, o tecido renal aparecerá como um tecido carnudo longo, vermelho-escuro ou acastanhado, assente na coluna vertebral do peixe e, se avançar, encontrará o rim anterior situado sob os arcos branquiais. Utilizando uma ansa descartável esterilizada, retirar uma alça do rim e espalhá-la nos meios enriquecidos (BHIA, TSA, BA), nos meios selectivos (R-S, CBBA, meios de isolamento de *Pseudomonas*, Hsu-Shotts, TCBS, Todd-Hewit) e/ou nos meios específicos (MKDM e Lowenstein Jensen).

•	**<u>Abordagem dorsal:</u>** com uma tesoura esterilizada e afiada, cortar duas secções oblíquas que se encontram num ponto do tecido renal. As linhas estendem-se desde o local da barbatana dorsal ou do aspeto dorsal do peixe até se encontrarem na cabeça de um triângulo que repousa no tecido renal. O rim apresenta-se como uma mancha vermelha quando se olha do ponto de vista dorsal. Introduzir a ansa na mancha vermelha, na cabeça do triângulo, e estendê-la sobre as placas acima referidas.

<u>Exame bacteriológico</u>

•	**Embalar** as placas de cultura inoculadas num saco de plástico Ziploc bem rotulado para minimizar a possibilidade de contaminação.

•	**Rotular** os sacos Ziploc com os seguintes dados: fonte, espécie de peixe, tipo de amostra, data de cultura.

•	**Incubar** as placas de acordo com a temperatura óptima do organismo suspeito (15°C para organismos de águas frias, 20-25 °C para organismos de águas temperadas, 25-30 °C para organismos de águas subtropicais e 37 °C para

organismos mesófilos) e a estação do ano. A duração da incubação estende-se de 24 horas a 72 horas e 5 dias em alguns organismos exigentes. Se *o Mycobacterium marinum* for suspeito, a temperatura de incubação pode prolongar-se até 14-21 dias.

•	**<u>Acompanhamento e purificação dos isolados bacterianos recuperados:</u>**

1.	Registar as caraterísticas culturais (tamanho, forma, cor, textura e distribuição) das colónias em crescimento em BHIA, R-S, CBBA e *Pseudomonas* F após 24-48 horas; em TCBS, Hsu-Shotts após 72 horas - 5 dias; ágar MKDM após 7-10 dias e meio Lowenstein-Jensen após 2-3 semanas.

2.	Observar as placas BHIA, R-S, CBBA quanto ao crescimento aparente de colónias até 72 horas e Hsu-Shotts até 5 dias, enquanto MKDM deve ser observado até 10 dias e Lowenstein - Jensen até 6 semanas. Caso não haja crescimento, descartar as placas até o final do período de incubação mencionado anteriormente.

3.	No final do período de incubação, recolher uma única colónia e utilizá-la para o seguinte:

•	Purificação (1ª subcultura) por espalhamento numa nova placa utilizando a técnica padrão de estrias

•   Preparação de um esfregaço bacteriano para coloração de Gram ou coloração ZN (coloração ácido-rápida).

4.   Incubar as placas com 1^{uma} subcultura à mesma temperatura e tempo de incubação utilizados para o isolamento primário e, em seguida, colher uma única colónia utilizando uma ansa descartável e espalhá-la em placas de ágar e fazer um esfregaço bacteriano utilizando a mesma colónia para ser posteriormente corada pelo método de Gram.

5.   O exame da lâmina corada com Gram e/ou (coloração ácido-rápida) ZN dar-nos-á uma pista sobre o grau de pureza da colónia colhida (se encontrar mais do que um tipo de bactérias, por exemplo, Gram positivas, Gram negativas ou bacilos e cocos ao mesmo tempo, isso indica que a sua colónia não era pura e que se tratava de uma cultura mista, pelo que deve voltar a cultivá-la e colher uma única colónia definitiva).

6.   Quando se obtém um tipo individual de bactéria na lâmina corada pelo método de Gram, tem-se um isolado puro.

7.   Utilizando a mesma colónia utilizada na coloração de Gram, estriar duas lâminas de ágar e guardar no frigorífico.

- Identificação dos isolados bacterianos

A identificação das colónias bacterianas puras inclui uma série de testes sequenciais que começam por identificar as caraterísticas fenotípicas, culturais, bioquímicas, o perfil serológico e o perfil molecular.

1. **Caraterísticas culturais, fenotípicas e bioquímicas:** forma, diâmetro, tamanho, texturas, cor, padrão de distribuição são caraterísticas determinantes para a identificação primária de colónias bacterianas. A coloração de Gram e a coloração ácido-rápida (Zeil Nelseen)   são   as caraterísticas básicas   fenotípicas ou

técnicas microscópicas que especificam a direção do esquema de identificação que deve adotar. Por exemplo, saberá se os seus isolados bacterianos são infecções mistas e necessitam de mais purificação ou se tem um isolado puro de bacilos Gram negativos curtos ou longos, cocos ou bacilos Gram positivos e/ou bacilos ácido-rápidos ou bactérias ramificadas. Isto introduzi-lo-á a outros testes determinantes que são os ensaios bioquímicos. Os testes bioquímicos podem ser efectuados individualmente (oxidase, catalase, O/F, indol, H_2S....etc) ou utilizando sistemas de kits como API 20 E, API 20 NE, API Coryne, API Strept etc. Este sistema de kits apresenta-se sob a forma de tubos de ensaio micronizados que

contém determinados reagentes que representam cada um dos testes bioquímicos acima mencionados num único kit. Os resultados serão comparados com um índice de perfil bioquímico padrão fornecido com os kits e baseado na alteração e intensidade da cor.

2. **Quadros de identificação fenotípica e bioquímica (esquemas):** as caraterísticas acima mencionadas são utilizadas em conjunto sob a forma de quadros de identificação capazes de orientar o veterinário que trabalha com esses isolados bacterianos na obtenção de uma identificação bacteriana presuntiva

3. **Testes serológicos (testes baseados em antigénios e anticorpos):** Foram utilizados com êxito vários testes serológicos na deteção de agentes patogénicos para peixes. No entanto, em muitas doenças, os testes serológicos não conseguiram obter um critério de identificação final determinante devido à presença de heterogeneidade entre as espécies bacterianas, como no caso da *A. hydrophila.* Os testes serológicos, tais como o teste de aglutinação, a imunodifusão, a contra-imunoeletroforese, o FAT, o ELISA monoclonal e o Q-ELISA, têm sido amplamente utilizados durante os últimos três séculos na deteção de agentes patogénicos em peixes, com graus relativos de sucesso ou insucesso. Recentemente, o Q-ELISA tem sido utilizado como principal teste de despistagem de determinadas doenças, como a BKD, devido à sua natureza quantitativa, que permite avaliar com êxito a prevalência e a intensidade da infeção em determinadas populações de peixes.

4. **Técnicas moleculares: (ensaios baseados na reação em cadeia da polimerase (PCR)): Por exemplo, a Nested PCR (n PCR):** A reação nPCR utiliza iniciadores de oligonucleótidos para amplificar segmentos de pares de bases do gene que codifica um determinado antigénio produzido pela bactéria em causa. O ADN é extraído dos tecidos-alvo ou das colónias bacterianas e amplificado inicialmente com iniciadores diretos e inversos. O produto de ADN amplificado é depois reamplificado utilizando um iniciador para um segmento mais pequeno de ADN dentro do segmento maior amplificado inicialmente. Os produtos de ADN das 2nd amplificações são então visualizados utilizando a eletroforese em gel de agarose. O tamanho previsto da banda do produto nPCR (em pb) é padrão para este antigénio. O ensaio nPCR é o método mais preciso e sensível para a deteção de bactérias, mesmo com níveis muito baixos de infeção (3-4 células bacterianas / gm de tecido). Além disso, o ensaio "nPCR-
A etapa de "amplificação secundária" resulta numa sensibilidade extrema na deteção do ADN alvo. Existem algumas desvantagens: 1. Caro. 2. Não consegue distinguir entre bactérias mortas e vivas. 3. Não é possível diferenciar entre diferentes níveis de infeção (não quantitativo).

A utilização de ferramentas moleculares no diagnóstico de doenças bacterianas dos peixes bacterianas

Dogma central da biologia molecular

- O dogma central é um processo complexo no qual a hélice de ADN se replica em duplicado de ADN, passando pelo processo de transcrição e síntese de ARN, terminando com o processo de tradução no qual as proteínas são finalmente sintetizadas.

<u>**Hierarquia histórica das técnicas de diagnóstico, do menor para o maior avanço ou das descobertas mais antigas para as mais recentes**</u>

1. **Baseado no animal inteiro:** (imagiologia sintomática e comparativa)

2. **Baseado em órgãos:** Cirurgia exploratória (endoscopia), autópsia e exame post mortem (necropsia).

3. **Baseado em tecidos:** Histopatologia, Patologia Clínica e Histoquímica.

4. **Baseado em células :**

a. **Imunidade celular:** Avaliação de citocinas, explosão respiratória, peptídeos antibcateriais, lectinas, ensaios fagocíticos ... etc).

b. **Reacções antigénio-anticorpo:** Serologia (FAT, AGPT, ELISA), fracionamento de proteínas, eletroforese 2D...etc).

5. **Baseada no núcleo (cromossomas, ADN e ARN):** Patologia molecular, impressão digital de ADN, RAPD, PCR, RT-PCR, PCR multiplex, clonagem de genes, microarrays de ADN, sequenciação.

<u>**Dissecação molecular de uma célula**</u>

1. Núcleo
2. Cromossomas
3. Nucleoproteínas
4. Ácidos nucleicos (ADN e ARN)

<u>**Hélice da Vida**</u>

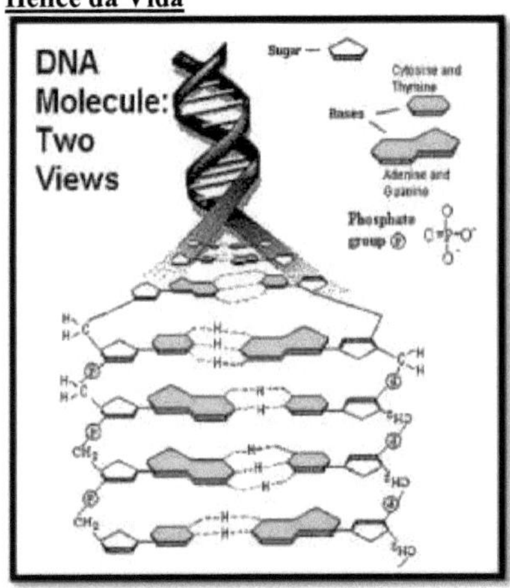

Figura (33) ADN, a hélice da vida .

<u>**Reação em cadeia da polimerase**</u>

o É uma técnica surpreendentemente simples que resulta na <u>amplificação exponencial</u> de quase todas as regiões de uma molécula de ADN selecionada.

o Funciona de uma forma semelhante à <u>replicação do ADN</u> na natureza.

<u>**Protocolos de isolamento de ADN**</u>

a. Método convencional

o Fenol / Clorofórmio / Álcool isoamílico

* Fumos perigosos

* Menor pureza do ADN

* Elevado risco de contaminação por proteínas e outros contaminantes

b. Kits de isolamento rápido

* Qiagen (DNAeasy Animal and Plant Tissue Kit), Promokine, Biovision, Promega e bioassaysys.

o Altamente seguro

o Maior rendimento de ADN

o Elevada pureza do ADN

Medição da concentração e pureza do ADN

o O ADN e a maioria dos contaminantes comuns encontrados em soluções de ADN têm absorvências na região de 260nm a 320nm:

* a medição das absorvências nesta região permite medir a concentração de ADN

* Fornece informações sobre os níveis de contaminantes.

o As medições podem ser efectuadas num espetrofotómetro convencional

* **Concentração de ADN: (260nm)** O ADN absorve a luz mais fortemente a 260nm, pelo que o valor de absorvância neste comprimento de onda (chamado A260) pode ser utilizado para estimar a concentração de ADN utilizando a equação: *Concentração (µg/ml) = leitura A260 - leitura A320) × 50*

* **Contaminação proteica :(280nm)** uma vez que os resíduos de tirosina absorvem fortemente neste comprimento de onda, a absorvância a 280nm é utilizada como indicador de contaminação proteica.

* **Turbidez (contaminação não específica): (320nm)** A_{320} fornece uma medida geral da turvação da amostra e é normalmente subtraída do valor A260 como leitura de fundo para o cálculo da concentração de ADN, mas valores excessivos podem indicar contaminação não específica.

* **Pureza do ADN:** Uma amostra de ADN de boa qualidade deve ter um rácio $A_{(260)}/A_{280}$ de 1,7-2,0. Uma vez que a sensibilidade das diferentes técnicas a estes contaminantes varia, estes valores devem ser tomados apenas como um guia para a pureza da sua amostra.

Deteção de *Renibacterium salmoninarum (R. salmoninarum)* através da

Reação em cadeia da polimerase aninhada (nPCR)

1. A reação nPCR utiliza iniciadores de oligonucleótidos para amplificar segmentos de pares de bases do gene que codifica o antigénio p57, o principal antigénio solúvel de *R. salmoninarum*.

2. O ADN é extraído de tecidos de peixes (rim, baço, fluido ovariano, sangue) e amplificado

inicialmente com iniciadores diretos e inversos. O produto de ADN amplificado é depois reamplificado utilizando um iniciador para um segmento mais pequeno de ADN dentro do segmento maior amplificado inicialmente.

3.   Os produtos de ADN da 1ª e 2ª amplificações são então visualizados utilizando a eletroforese em gel de agarose

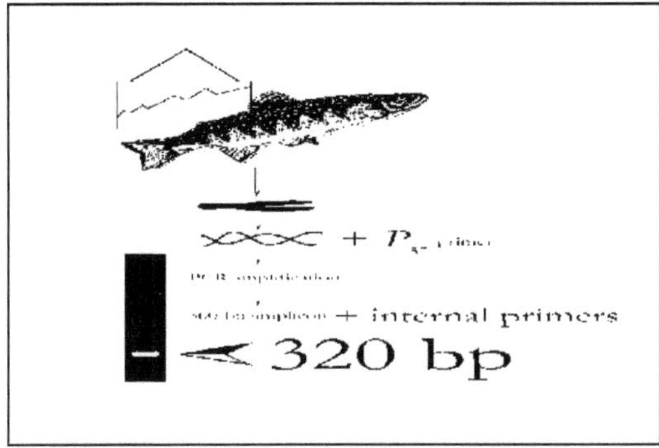

Figura (34) Esquema esquemático da PCR aninhada (Cortesia do Dr. M. Faisal, Michigan AAHL)

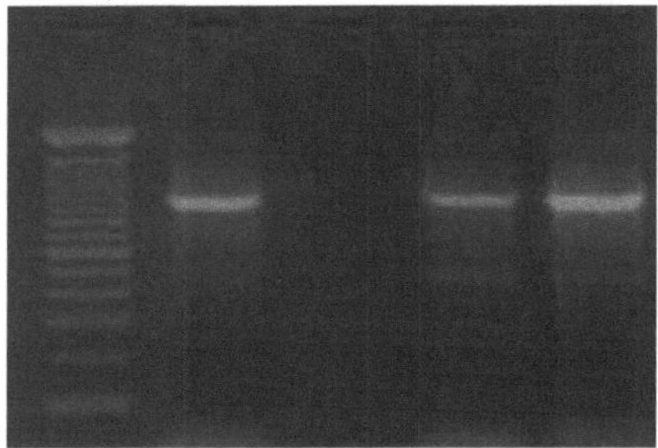

Figura (35) Eletroforese em gel mostrando a banda específica de 974 pb de *F. psychrophilum* isolada do peixe lampreia-marinha (Elsayed et al. 2007)

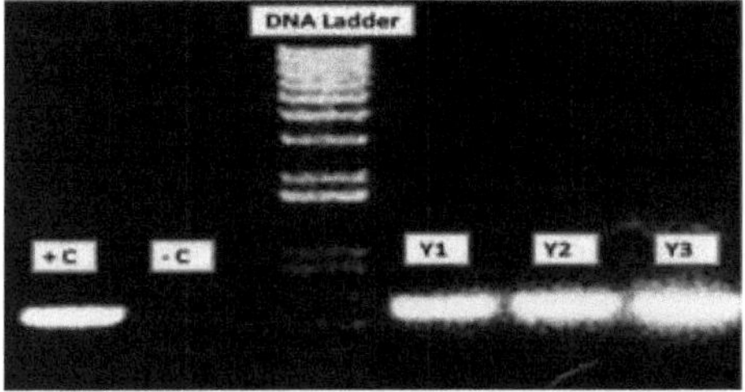

Figura (36) Eletroforese em gel mostrando uma banda específica de 575 pb: Pista 1: +C (DNA do ATCC *Y. ruckeri* 29473); Faixa 2: -C (sem modelo); Faixa 3: Escada de ADN de 100 incrementos; Faixa 4: Y1 (grupo de isolados 1); Faixa 5 (grupo de isolados 2) e faixa 6 (grupo de isolados 3) mostrando a banda caraterística de 575 pb (Eissa et al. 2008).

<u>Vantagens da Nested PCR</u>

•   O ensaio nPCR é um método altamente preciso, sensível e específico para a deteção da

BKD mesmo com níveis muito baixos de infeção (3-4 células bacterianas / gm de tecido).

A utilização da nested PCR como ferramenta de diagnóstico epidemiológico

•	A PCR pode ser utilizada como ferramenta epidemiológica para detetar e acompanhar a propagação de certos agentes patogénicos bacterianos em animais aquáticos portadores (caranguejos, camarões, moluscos, insectos aquáticos, sanguessugas e mesmo em amostras de água).

•	A PCR pode ser utilizada eficazmente para determinar o estádio e a prevalência da infeção de uma determinada doença numa população específica de peixes.

•	A PCR pode ser utilizada como método de despistagem antes da recolha de ovos e sémen de reprodutores durante a época de desova.

Justificação para a adoção de ensaios moleculares em vez de outros métodos de diagnóstico

•	Os métodos de diagnóstico convencionais são demorados e menos sensíveis na deteção de agentes patogénicos latentes.

•	A identificação rápida dos agentes patogénicos é crucial para um controlo eficaz das doenças na aquicultura.

•	A deteção de agentes patogénicos é importante não só nos peixes infectados (clínica e subclinicamente), mas também no ambiente, por exemplo, entre a colheita e o repovoamento, e como um sistema de alerta precoce .

PCR multiplex

•	A PCR multiplex envolve a amplificação de múltiplos produtos genéticos numa única reação

•	O método tem sido utilizado com sucesso para detetar vários agentes patogénicos em peixes.

•	A eletroforese em gel de agarose é normalmente utilizada para avaliar os resultados da PCR multiplex

Microarrays de ADN

•	Os microarrays de ADN oferecem um meio mais discriminatório para examinar os produtos de reação para sequências específicas.

•	Os microarrays de ADN são ferramentas moleculares importantes que têm sido aplicadas a estudos de expressão genética, classificação filogenética, estudos ecológicos e deteção e genotipagem de agentes patogénicos bacterianos e virais.

•	Os microarrays de ADN consistem em conjuntos ordenados de ADN fixados em superfícies sólidas, geralmente em vidro, mas por vezes em substratos de nylon.

•	Cada ponto de um microarray é composto por muitas sondas idênticas que são complementares a um gene de interesse.

Sequenciação de ADN

•	Métodos químicos ou enzimáticos.

•	A técnica original de sequenciação, <u>a sequenciação Maxam e Gilbert</u>, baseia-se na clivagem química do ADN específica dos nucleótidos e já não é utilizada por rotina.

* A técnica enzimática, <u>sequenciação de Sanger</u>: utilização de dideoxinucleótidos (2',3'-dideoxi) que terminam a síntese de ADN

<u>A organização ideal de eventos moleculares no laboratório em consideração a Garantia da Qualidade (GQ) e o Controlo da Qualidade (CQ)</u>

1. Sala separada para dissecação e recolha de amostras de tecidos.

2. Sala de isolamento microbiológico e de ADN separada.

3. Câmara de mistura principal de PCR separada.

4. Sala separada para amplificação e eletroforese em gel.

<u>**CULTURA MEDIA**</u>

1) <u>**Meios selectivos utilizados para o isolamento de agentes patogénicos em peixes**</u>

Trata-se de determinados meios que contêm um ou um grupo de reagentes químicos que selecionam ou inibem determinados agentes patogénicos e inibem todos os outros concorrentes.

- Meio Rimler-Shotts (meio R-S): contém um antibiótico (novobiocina) que inibe certas bactérias e também contém um indicador (azul de bromotimol) que normalmente muda de cor para amarelo quando *a A. hydrophila* produz ácido a partir da maltose (açúcar), pelo que as colónias aparecem amarelas neste meio.

Ingredientes	Gms / Litro
Extrato de levedura	3.000
Maltose	3.500
Cloridrato de L-cisteína	0.300
Cloridrato de L-Lisina	5.000
Cloridrato de L-Ornitina	6.500
Tiossulfato de sódio	6.800
Citrato férrico de amónio	0.800
Desoxicolato de sódio	1.000
Cloreto de sódio	5.000
Azul de bromotimol	0.030
Ágar	13.500
pH final (a 25°C)	7.0±0.2

- Ágar base para isolamento de *Aeromonas*: É tipicamente uma base de ágar *Aeromonas* que contém ampicilina reidratada e é utilizada para o isolamento seletivo de Aeromonas.

Ingredientes	Gms / Litro
Triptose	5.000
Extrato de levedura	2.000
Dextrina	11.400
Cloreto de sódio	3.000
Cloreto de potássio	2.000
Sulfato de magnésio	0.100
Cloreto férrico	0.060
Desoxicolato de sódio	0.100
Azul de bromotimol	0.080
Ágar	13.000
pH final (a 25°C)	8.0±0.2

• **Meios de ágar de isolamento *de Pseudomonas*:** conter reidratado Ampicilina e utilizado para o isolamento seletivo de pseudomonadas.

Ingredientes	Gms / Litro
Digestão péptica de tecido animal	20.000
Cloreto de magnésio	1.400
Sulfato de potássio	10.000
Triclosan (Irgasan)	0.025
Ágar	13.600
pH final (a 25°C)	7.0±0.2

• **Meio de ágar Shotts e Waltman:** utilizado para a diferenciação de *Edwardsiella tarda* de *E. ictaluria* , *A. hydrophila* e *Yersinia ruckeri*

Ingredientes	Gms / Litro
Triptona	10.000
Extrato de levedura	10.000
Fenilalanina	1.25
Cloreto férrico de amónio	1.20
Azul de bromotimol	0.003
Sais biliares	1.000
Ágar	15.000
Água destilada	980 ml
pH final (a 25°C)	7.0±0.2

Autoclavar durante 15 minutos a 121 °C e arrefecer novamente
e adicionar manitol (esterilizado por filtração) a 0,35 (v/v) e
sulfato a 10 µg/ml

- **Meio TCBS:** utilizado para o isolamento de *Vibrio* spp.

Ingredientes	Gms / Litro
Extrato de levedura	5.00
Digestão enzimática da caseína	5.00
Digestão enzimática de tecidos animais	5.00
Citrato de sódio	10.0
Tiossulfato de sódio	10.0
Bílis de boi	5.00
Cholato de sódio	3.00
Sacarose	20.0
Cloreto de sódio	10.0
Citrato férrico	1.00
Azul de bromotimol	0.04
Azul de timol	0.04
Ágar	14.0
pH final: 8,6 ± 0,2 a 25°C	
Aquecer com agitação frequente e ferver durante um minuto para dissolver completamente o meio.	
NÃO ESTERILIZAR EM AUTOCLAVE.	

Ágar marinho (Sea Water Yeast Peptone gar) (ágar SWYP): utilizado para o isolamento de

* *Photobacterium damselae.*

Ingredientes	Peso / Litro
Peptona	5.0 g
Extrato de levedura	1.0 g
Citrato férrico	0.1 g
Cloreto de sódio	19.45 g
Cloreto de magnésio	8.8 g
Sulfato de sódio	3.24 g
Cloreto de cálcio	1.8 g
Cloreto de potássio	0.55 g
Bicarbonato de sódio	0.16 g
Brometo de potássio	0.08 g
Cloreto de estrôncio	34,0 mg
Ácido bórico	22,0 mg
Silicato de sódio	4,0 mg
Fluoreto de sódio	2,4 mg
Nitrato de amónio	1,6 mg
Fosfato dissódico	8,0 mg
Ágar	15.0 g
Ajustar o pH para 7,6	

* **Ágar Cytophaga:** contém triptona, extrato de carne de bovino, extrato de levedura e acetato de sódio que permitem o crescimento de flavobactérias e inibem outras.

Ingredientes	Gms / Litro
Peptona de caseína	0,5 g
Extrato de levedura	0,5 g
Extrato de carne de bovino	0,2gm
Acetato de sódio	0,2gm
Ágar	15.0gm
Água destilada	1000 ml
pH final (a 25°C)	7.2
Autoclavar durante 15 minutos a 121 °C	

- **TIPOS:** utilizado para o isolamento seletivo de *Flavobacterium* spp.

Ingredientes	Gms / Litro
Triptona	4.000
Extrato de levedura	0.40
MgSO4JH2O	0.50
CaCl 2.2H2O	0.50
Ágar	10.000
Água destilada	1000 ml
pH final (a 25°C)	7.2
Autoclavar durante 15 minutos a 121 °C	

- **Meio Sheih modificado:** utilizado para o isolamento seletivo de *Flavobacterium* spp.

Ingredientes	Gms / Litro
Peptona	5g
Extrato de levedura	5g
Acetato de sódio	0.01g
BaCl2 (H2O)2	0.01g
K2HPO4	0.1g
KH2PO4	0.05g
MgSO4.7H2O	0.30g
CaCl2.2H2O	0.0067g
FeSO4.7H2O	0.001g
NaHCO3	0.05g
Ágar	10 g
Água destilada	1000 ml
pH final a 25°C	7.2
Autoclavar durante 15 minutos a 121 °C, arrefecer novamente a 50 °C e adicionar 10 unidades / ml de polimixina (filtro estéril) e 5 µg / ml de neomicina (filtro estéril). Em vez de polimixina e neomicina , só pode adicionar 1 µg / ml de tobramicina.	

- **Meio Hsu-Shotts:** contém triptona, gelatina, extrato de levedura e sulfato de neomicina que inibe todos os competidores bacterianos e permite o crescimento de flavobactérias. Segue-se o método utilizado para preparar 500 ml de meio:

1. Pesar 1 grama de triptona em pó, 0,25 gramas de extrato de levedura, 1,5 gramas de gelatina e 7,5 gramas de ágar (o extrato de levedura é muito higroscópico: fechar bem o recipiente logo que possível após a utilização).

2. Suspender os meios desidratados em 500 ml de água destilada esterilizada num frasco de vidro de 500 ml.

3. Misturar bem, aquecer com agitação frequente utilizando um agitador magnético de placa quente.

4. Deixar a mistura ferver durante 1 minuto na placa de aquecimento ou durante 10 minutos num banho de água a ferver (100 °C) para dissolver completamente o pó.

5. Etiquetar os frascos de meios de cultura e colá-los com a fita de autoclave, colocá-los no tabuleiro de Nalgen e depois autoclavar a 121 °C durante 15 minutos.

6. Ligue o banho-maria e regule-o para 45 °C antes de começar e, assim que os frascos de meios de cultura forem autoclavados, coloque-os no banho-maria a 45 °C durante algum tempo até

sentir que a temperatura do frasco é tocável pela pele.

7.   Adicionar 50 μl de solução de sulfato de neomicina estéril filtrada ao frasco de 500 ml de meio e misturar bem e, em seguida, começar a aliquotar 23 ml de meio para cada placa.

8.   Deixar a placa arrefecer até o ágar solidificar.

9.   Colocar as placas de ágar Hsu-Shotts solidificadas em sacos de plástico com fecho de correr bem identificados com o nome do meio, a data e a assinatura.

10.   Armazenar as placas de ágar Hsu-Shotts na câmara fria.

11.   Retirar uma das placas ao acaso e mantê-la na incubadora durante 2-5 dias. Se as bactérias crescerem nesta placa, deitar fora o lote inteiro e preparar um novo.

- Commassie Brilliant Blue Agar (CBBA): formado por 1 litro de TSA e 0,1 g de corante Commassie Brilliant Blue, que apenas cora a camada poli A do agente patogénico bacteriano que possui a camada poli A, pelo que as colónias bacterianas aparecem a azul, por exemplo, *A. salmonicida*. Segue-se o método utilizado para preparar o meio CBBA:

1.   Pesar 0,1 grama de pó de Coomassie Brilliant Blue e 20 gramas de meio TSA desidratado em pó (o meio é muito higroscópico: fechar hermeticamente o recipiente do meio desidratado logo que possível após a utilização).

2.   Suspender o TSA desidratado e o Coomassie Brilliant Blue em 500 ml de água destilada esterilizada num frasco ou garrafa de vidro de 500 ml.

3.   Misturar bem, aquecer com agitação frequente utilizando um agitador magnético de placa quente.

4.   Deixar a mistura ferver durante 1 minuto na placa de aquecimento ou durante 10 minutos num banho de água a ferver (100 °C) para dissolver completamente o pó.

5.   Ajustar o pH para 7,2 ± 0,2 utilizando NaOH 1 N e HCl 1 N, gota a gota, até obter o pH desejado.

6.   Etiquetar os frascos de meios de cultura e colá-los com a fita de autoclave, colocá-los no tabuleiro de nalgen e depois autoclavar a 121 °C durante 15 minutos.

7.   Ligue o banho-maria e regule-o para 45 °C antes de começar e, assim que os frascos de meios de cultura forem autoclavados, coloque-os no banho-maria a 45 °C durante algum tempo até sentir que a temperatura do frasco é tocável pela pele.

8.   Desinfetar a campânula (desinfectada com cloro e com UV durante pelo menos 2 horas) e aliquotar 23 ml de meio para uma placa de Petri de plástico estéril de 100 ml.

9.   Deixar a placa arrefecer até o ágar solidificar.

10.   Colocar as placas de CBBA solidificadas em sacos de plástico com fecho de correr bem identificados com o nome do meio, a data e a assinatura.

11.   Armazenar as placas CBBA na câmara fria.

12.   Retirar uma das placas ao acaso e mantê-la na incubadora durante 5 dias, no máximo. Se as bactérias crescerem nesta placa, deitar fora este lote.

• **Meio seletivo para doenças renais (SKDM):** É um tipo de KDM que contém 4 antibióticos (ciclohexamida, cicloserina, ácido oxolónico, sulfato de polimexina). O meio inibe o crescimento de todas as outras bactérias e bactérias da forma coryne e apenas permite o crescimento de *R. salmoninarum.*

• **Ágar P*seudomonas* F:** contém argazan, um antibacteriano que inibe todas as outras bactérias, exceto *a Pseudomonas florescence.*

• **Meio Pseudocel:** um meio que contém cetrimida que inibe todas as outras bactérias Gram negativas e só permite o crescimento de pseudomonas spp.

2) <u>Meios específicos utilizados para o isolamento de agentes patogénicos em peixes</u>

Estes tipos de meios contêm nutrientes, aditivos e metabolitos específicos que são necessários para o crescimento de certos organismos exigentes, como *R. salmoninarum*, *Mycobacterium* e *Nocardia* spp.

• **Meio de doença renal modificado (MKDM) (Eissa, 2005):** contém L cisteína, 10 % de soro, cultura antiga de *R. salmoninarum* (metabolitos) e 4 antibióticos.

Ingredientes	Gms / Litro
Peptona	10g
Extrato de levedura	0.5g
L-Cisteína HCl	1.0g
Ágar	15 g
Água destilada	900 ml
pH final a 20°C	6.8

Autoclavar durante 15 minutos a 121 ºC, arrefecer até 50 ºC e adicionar
os seguintes ingredientes: 100 ml de soro fetal bovino (calor inactivado a 56 °C),   10 ml de água destilada previamente esterilizada por filtração
(metabolito Rs), 50mg previamente esterilizados por filtração
Ciclo-heximida,   12.5   mg   previamente esterilizado por filtro   D-
Cicloserina, 2,50 mg previamente esterilizada por filtro Ácido oxolínico
e 25 mg de sulfato de polimixina B previamente esterilizado por filtração.

- **Meio Lowenstein-Jensen e meio Dorset Egg:**

são dois meios específicos para *Mycobacterium* e *Nocardia* spp.

Ingredientes	Gms / Litro
L-Asparagina	3.600
Fosfato monopotássico	2.400
Sulfato de magnésio	0.240
Citrato de magnésio	0.600
Amido de batata solúvel	30.000
Verde malaquite	0.400

- Suspender 37,24 g em 600 ml de água destilada com 12 ml de glicerol.
- Aquecer, se necessário, para dissolver completamente o meio. Esterilizar por autoclavagem a uma pressão DE 5 lbs (121°C) durante 15 minutos.
- Entretanto, preparar 1000 ml de emulsão de ovos inteiros recolhidos assepticamente. Adicionar assepticamente e misturar suavemente a base de emulsão de ovo para obter uma mistura uniforme.
- Distribuir em tubos estéreis com tampa de rosca.
- Colocar os tubos em posição inclinada.
- Coagular e inspirar o meio num banho de água do inspirador ou autoclave a 85°C durante 45 minutos.

TESTES BIOQUÍMICOS UTILIZADOS PARA A IDENTIFICAÇÃO DE AGENTES PATOGÉNICOS GRAM-NEGATIVOS DOS PEIXES

1) CITOCROMO OXIDASE

Materiais

o   Papel de filtro

o   1   % N, N, N'N' Tetrametil-P-fenilenodiamina (Oxidase Reagente)

Métodos

I.   **Das colónias:**

o Papel de filtro previamente humedecido com reagente de oxidase.

o Colher uma colónia de bactérias com uma ansa de plástico esterilizada ou um pau de madeira.

o Raspar suavemente a colónia no papel de filtro.

II.   **Da Cultura Líquida:**

o Coloque 10-20µl de cultura no papel de filtro.

o Adicionar 10µl de reagente de oxidase acabado de preparar.

Interpretação:

I.   Positivo: Cor púrpura ou azul dentro de 5-10 segundos (as reacções que ocorrem após 10 segundos são negativas).

II.   Negativo: Sem cor azul ou púrpura.

Controlo de qualidade:

I.   Positivo: Espécies *de Pseudomonas*

II.   Negativo: Espécies *de Yersinia*.

Notas:

•   A utilização de uma ansa de inoculação metálica contendo ferro pode conduzir a uma reação falsa positiva.

•   Utilizar o reagente acabado de preparar. No entanto, o reagente pode ser armazenado no frigorífico até 7 dias em frascos castanhos escuros.

•   Utilizar uma cultura jovem (24 horas).

2) TESTE DE MOTILIDADE

Materiais

o Pode ser utilizado um meio semi-sólido (ágar mole) para a deteção da motilidade bacteriana.

o O meio semi-sólido pode ser formulado adicionando 2,5-3 gm/L de ágar ao meio.

Método

1. picar o meio com uma pequena quantidade de inóculo.

2) Incubar durante a noite à temperatura ambiente.

Interpretação:

I.   Móvel: O meio tornar-se-á turvo com o crescimento que irradia a partir da linha de inóculo.

II.   Não é móvel: Apenas a linha de facada terá bactérias visíveis crescimento.

3) DE BASAL (Ensaio de oxidação/fermentação)

O metabolismo dos hidratos de carbono (glucose) por via aeróbia (oxidativa) ou anaeróbia (fermentativa) resulta na produção de ácido. O meio ácido resultante mudará a cor do indicador de

PH Azul de Bromotimol no meio de verde para amarelo. A presença de bolhas no tubo indica a produção de gás.

Materiais

Ingrediente	Gms / Litro
Triptona (tripticase)	2 g
NaCl	5 g
Fosfato dipotássico	0.3 g
Corante azul de bromotimol	0.03 g
Ágar	2 g
Glicose	10 g
Água destilada	1 litro

1. o tubo fermentador é coberto com óleo de parafina estéril.
2.   O tubo oxidativo não está sobreposto.

Método

1. Utiliza-se um tubo de cultura profundo (tubo 16X 125 mm) para o ensaio.

2. Com uma agulha esterilizada, retirar um pequeno inóculo de uma colónia isolada e espetar no fundo do tubo.

3. Incubar a 22 °C durante 24-48 horas. Verificar os tubos às 24 horas quanto à produção de ácido e/ou gás.

Interpretação:

o **Tubo Oxidativo:** 1.cor amarela na parte superior do tubo (Ácido).

o **Tubo Fermentativo:** Cor amarela com ou sem bolhas (ácido com ou sem gás).

Controlo de qualidade:

- **Fermentativa:** Espécies de *Aeromonas*

- **Oxidativo:** Espécies *de Pseudomonas*.

4) FERRO TRIPLO COM AÇÚCAR (TSI): Para produção de H_2S e ensaio OF

O ágar TSI contém os três açúcares em concentrações variáveis: Glicose (1X), Lactose (10X) e Sacarose (10X). Contém também o indicador de pH vermelho de fenol. Se ocorrer a fermentação do açúcar, a glucose será inicialmente utilizada e o fundo do tubo será ácido (amarelo). Após a utilização da glucose, o organismo pode continuar a fermentar os restantes açúcares. Se isto acontecer, todo o tubo se tornará ácido. O meio enegrecido é causado pela produção de H2S, que transforma o sulfato ferroso em sulfureto ferroso. Além disso, a divisão do meio ou a presença de bolhas no fundo do tubo podem determinar a produção de gás.

Método

1) Com uma agulha esterilizada, inocular a lâmina de ETI, espetando-a no fundo do tubo e, em seguida, espalhando-a na superfície da lâmina à medida que a agulha é retirada do tubo.

2) Incubar a 22 °C durante 24 horas.

Interpretação:

Inclinação / Rabo	Cor	Interpretação	Controlo de qualidade
Inclinação alcalina / Sem alterações no rabo	Vermelho Slant/ Laranja rabo (Oxidativo).	Apenas Peptona utilizado	*Pseudomonas*
Alcalino slant/ Rabo ácido	Lama vermelha/ Rabo amarelo (Fermentativa)	Apenas Glicose fermentado	*Edwarsiella tarda* *Yersinia ruckeria* *Edwardsiella ictaluri*
Inclinação ácida / Rabo ácido	Inclinação amarela / Inclinação amarela	Glucose + lactose e/ou sacarose fermentada	Espécies *de Aeromonas*
Gás	Dividir ou bolhas	Produção de gás	*Edwardsiella tarda*
H2S	Rabo preto	H2S produzido	*Edwardsiella tarda*

5) TESTE DE UTILIZAÇÃO DE CITRATO (Ágar Citrato de Simmon)

O ágar-citrato de Simmon é um meio definido que contém citrato de sódio como única fonte de carbono e o ião amónio como única fonte de azoto. O indicador de pH, azul de bromotimol, passa de verde a um pH neutro (6,9) para azul quando é atingido um pH superior a 7,6 (básico ou alcalino). Se o citrato for utilizado, o crescimento resultante produzirá produtos alcalinos (pH >7,6), mudando a cor do meio de verde para azul. Neste meio, o citrato de sódio é a única fonte de carbono e energia. Este teste determina se um organismo é ou não capaz de metabolizar citrato para obter energia. O meio não inoculado é verde. Adiciona-se ao meio um indicador, Azul de Bromotimol, que muda de cor com base no pH. O citrato será amarelo se os produtos metabólicos forem ácidos. Uma mudança de cor para azul real indica subprodutos alcalinos. Qualquer mudança de cor (de verde para amarelo ou azul) representa um teste positivo para a utilização de citrato.

Materiais
I. Fórmula:
Di-hidrogenofosfato de amónio --- 1,0 gm
Cloreto de Sódio -- 5.0 gm
Sulfato de magnésio -- 0,2 gm
Azul de Bromotimol -- 0,08 gm
Fosfato Dipotássico -- 1.0 gm
Citrato de sódio --- 2.0 gm
Ágar -- 15,0 gm
Ou
1. Meios desidratados:

1.	Suspender 24,2 g do meio em 1 litro de água desionizada ou destilada

2.	Misturar bem e aquecer com agitação frequente até estar completamente dissolvido.

3.	Distribuir 7 ml em tubos 16X de 125 mm.

4.	Esterilizar a 121°C durante 15 minutos.

5.	Arrefecer os tubos em posição inclinada de modo a que a base seja curta (1-1,5 cm. de profundidade) e a inclinação seja longa.

Método

1.	A superfície da lâmina é inoculada e a extremidade é espetada.

2.				Os tubos são incubados a 22 oC durante 48 a 96 horas.

Interpretação:

Apenas as bactérias capazes de utilizar o citrato como fonte de carbono crescem na inclinação e produzem uma mudança de cor de verde para azul (alcalina).

Controlo de qualidade:

Positivo (azul) -- *Yersinia ruckeri*

Negativo (Verde) --- *Edwardsiella ictaluri*

PROTOCOLO DE COLORAÇÃO DE GRAM

Objetivo

A coloração de Gram cora as células bacterianas reagindo com a composição da parede celular. A coloração detecta os componentes básicos da parede celular (peptidoglicanos), sendo que algumas bactérias conseguem reter a coloração primária (violeta de cristal) e resistem à descoloração, pelo que aparecem a azul ou púrpura. Outros tipos de bactérias não retêm a coloração primária e são facilmente descoloradas, pelo que tomam a cor da contra-coloração (safranina), aparecendo assim vermelhas.

Método

1.   Colocar 1 gota de água no centro de uma microlâmina limpa.

2.   Colher uma única colónia de bactérias e espalhá-la uniformemente com a ansa (até ficar ligeiramente turva).

3.   Deixar a lâmina secar ao ar e passá-la 3-4 vezes pela chama para a aquecer (o sobreaquecimento danifica as bactérias, a lâmina não deve estar demasiado quente para tocar).

4.   Colocar a lâmina no suporte de coloração junto ao lava-loiça.

5.   Cobrir com o Gram Crystal Violet e esperar 1 minuto (utilizar o cronómetro durante todo o processo para avaliar o tempo).

6.   Lavar abundantemente com água da fita.

7.   Cobrir a lâmina com iodo de Gram e aguardar 1 minuto.

8.   Lavar abundantemente com água da fita.

9.   Adicionar o descolorante de Gram gota a gota até a lâmina ficar transparente (15 segundos) (fazer isto até não se notar mais líquido violeta). Evitar a descoloração excessiva, que pode transformar o Gram positivo em falso Gram negativo).

10.   Lavar imediatamente a lâmina com água da fita.

11.   Aplicar uma camada de Safranin Gram durante 40 segundos.

12.   Lavar a lâmina com água da fita adesiva e deixar secar ao ar.

13.   Colocar uma gota de óleo de cedro na lâmina e examinar sob a lente de imersão em óleo para detetar a presença de GM positivo ou GM negativo.

Interpretação dos resultados

1.   **Gram negativo:** As bactérias não retêm a coloração primária (violeta cristal). São descoloradas pelo descolorante de Gram e desenvolvem uma coloração rosa a vermelha quando contra-coradas com a solução de safranina de Gram.

2.   **Gram positivo:** As bactérias retêm a coloração primária (violeta de cristal). Aparecem com uma cor púrpura a azul.

Controlo de qualidade

As lâminas coradas com gram bem preparadas podem ser feitas a partir de culturas puras de isolados bacterianos ou adquiridas à ATCC.

<u>**RECEITAS DE REAGENTES PARA COLORAÇÃO DE GRAM**</u>
I. <u>**Violeta Cristal**</u>
1. Pesar 20,0 g de violeta de cristal (90 % de teor de corante) e colocar em seguida num frasco esterilizado.

2. Adicionar 200 ml de etanol a 95 % ao balão.

3. Colocar uma barra magnética no balão e deixar misturar com um agitador magnético durante a noite (maturação).

4. Num outro balão, pesar 8,0 g de oxalato de amónio e dissolver em 800 ml de água destilada (solução aquosa de oxalato de amónio).

5. Num outro balão de 1000 ml, misturar as duas misturas (solução alcoólica de violeta cristalina e solução aquosa de oxalato de amónio).

6. Filtrar toda a mistura com papel de filtro Wattman.

7. Receber todo o filtrado da mistura num frasco escuro e conservar até à sua utilização.

II. <u>**Iodo de Gram**</u>
1. Num balão estéril, dissolver 2,0 g de iodeto de potássio em 300 ml água destilada.

2. Adicionar 1,0 gramas de cristais de iodo à mistura anterior e depois Deixar agitar com um agitador magnético até que todos os cristais de iodo estejam dissolvidos e a solução apresente uma cor castanha clara.

3. Transferir a mistura de Iodo de Gram para um frasco mais escuro e manter ao abrigo da luz até à sua utilização.

III. <u>**Descolorante de grama**</u>
1. Num frasco limpo, misturar 40 ml de acetona com 60 ml de etanol (95 %).

2. Fechar bem o frasco para evitar a evaporação e manter afastado do calor e do fogo (altamente inflamável).

<u>**VI. Safranina de Gram**</u>
1. Pesar 2,5 gramas de pó de Safranin.

2. Num balão limpo, dissolver a safranina em 100 ml de etanol (95 %).

3. Adicionar 900 ml de água destilada à mistura e agitar durante 10 minutos.

4. Utilizar papel de filtro Wattman para filtrar a mistura.

5. Receber o filtrado num outro frasco limpo e conservar até à sua utilização.

PROTOCOLO DE TESTE DE SENSIBILIDADE AOS ANTIBIÓTICOS EM ANIMAIS AQUÁTICOS

Objetivo

O teste de sensibilidade aos antibióticos é utilizado para determinar a suscetibilidade de bactérias patogénicas para peixes a diferentes antibióticos. Este teste normalizado adaptado aos peixes é utilizado para medir a eficácia de uma variedade de antibióticos num agente patogénico específico dos peixes, a fim de evitar a utilização de um antibiótico não eficaz, o que resulta sempre no desenvolvimento de estirpes resistentes aos antibióticos. Além disso, alguns testes de sensibilidade aos antibióticos incluem alguns discos de antibióticos com valor diagnóstico (Novobiocina, 0/129) que ajudam no diagnóstico de certos agentes patogénicos bacterianos dos peixes, como *Vibrio* spp, *Photobacterium* spp e *Aeromonas* spp.

Princípio

Colocar uma série de discos de papel impregnados de antibiótico numa placa inoculada de modo a formar um relvado bacteriano (crescimento uniforme e confluente). As placas são incubadas a 22 °C para permitir o crescimento das bactérias e o tempo necessário para que o antibiótico se difunda no ágar (o tempo é variável consoante a espécie bacteriana). Se um antibiótico for suscetível a um antibiótico ou antibacteriano, aparecerá uma zona de inibição clara à volta do disco onde o crescimento bacteriano foi inibido. O tamanho da zona (diâmetro) de inibição depende da sensibilidade das bactérias ao antibiótico específico e da capacidade do antibiótico de se difundir através do ágar.

O método dos discos de sensibilidade aos antibióticos é conhecido como teste de Kirby-Bauer.

Materiais

1. Distribuidor de antibióticos.

2. Discos de sensibilidade aos antibióticos: Os discos de sensibilidade aos antibióticos devem ser mantidos em recipientes ou sacos fechados no frigorífico. Verificar o prazo de validade.

3. O meio Muller's Hinton (MH) é o meio de cultura sugerido porque resulta em zonas de inibição reproduzíveis e não inibe as sulfonamidas. (Se disponível).

4. Dispensador de antibióticos (se disponível) ou fórceps.

5. McFarland Standard # 0.5 (se disponível)

6. Placas de cultura de 100 ml.

7. Tubos de cultura estéreis de 10 ml.

8. Pipetas descartáveis de 25 ml e pipetador elétrico.

9. Pipetas descartáveis de 1 ml.

10. Espátulas esterilizadas de plástico ou vidro em forma de L

11. Pipetas de transferência descartáveis esterilizadas

12.   0,85% de cloreto de sódio estéril (850mg / 100 ml -dd -água).

Metodologia

1.   Suspender células de uma cultura bacteriana pura em fase logarítmica (não superior a 24 horas) em solução salina estéril para obter uma turvação equivalente a um padrão de 0,5 McFarland.

2.   Utilizar a estéril pipeta de 1 ml, aliquotar 0,5 ml de da bacteriana suspensão nas placas de ágar MH.

3.   Utilização L em forma de L plástico estéril em forma de L para espalhar a bacteriana sobre a superfície da placa de ágar MH (para assegurar uma distribuição uniforme das bactérias na superfície da placa).

4.   Deixar em repouso durante 5 minutos para que as bactérias se possam adsorver à superfície do ágar MH e certificar-se de que a superfície da placa está seca. Se não estiver, retirar o excesso de suspensão com uma pipeta de transferência esterilizada e deixar secar durante mais tempo.

5.   Utilizando um dispensador de antibióticos ou uma pinça esterilizada para cada disco de antibiótico, colocar assepticamente os discos de antibiótico a testar na placa. Pressionar suavemente sobre a superfície do ágar se estiver a utilizar uma pinça.

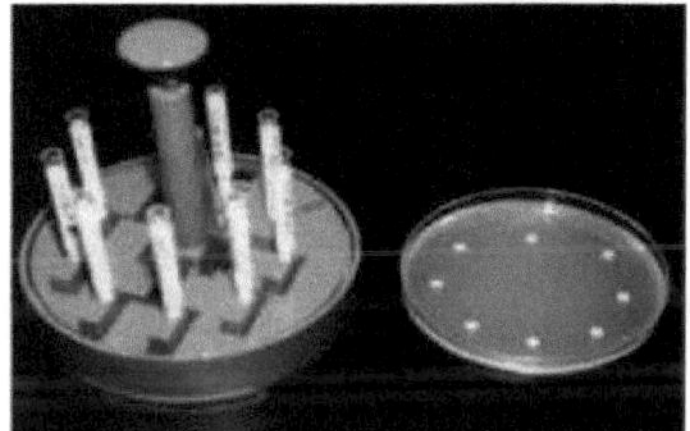

Figura (37) Dispensador de discos de antibióticos

6.   Inverter as placas e incubar a 22 °C durante 18 horas (bactérias de crescimento rápido) ou 48 horas (bactérias de crescimento lento).

7.   Observar e registar os resultados medindo o diâmetro da zona de inibição em milímetros à volta de cada disco - utilizando uma régua.

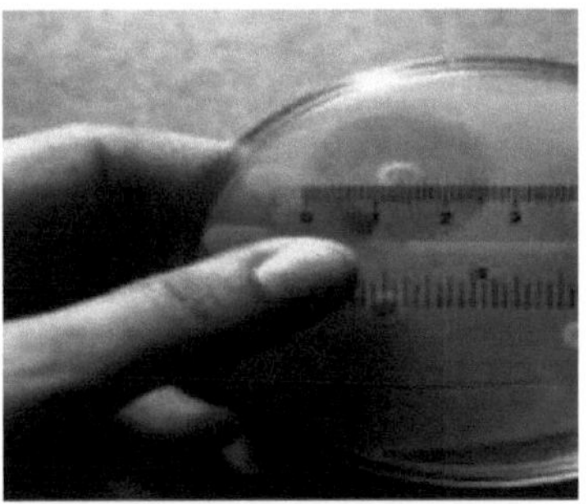

Figura (38) Medição das zonas de sensibilidade aos antibióticos

<u>Interpretação dos resultados</u>

Existem três resultados possíveis para um teste de sensibilidade a antibióticos, dependendo do diâmetro da zona de inibição.

1.	Sensível
2.	Intermediário
3.	Resistente

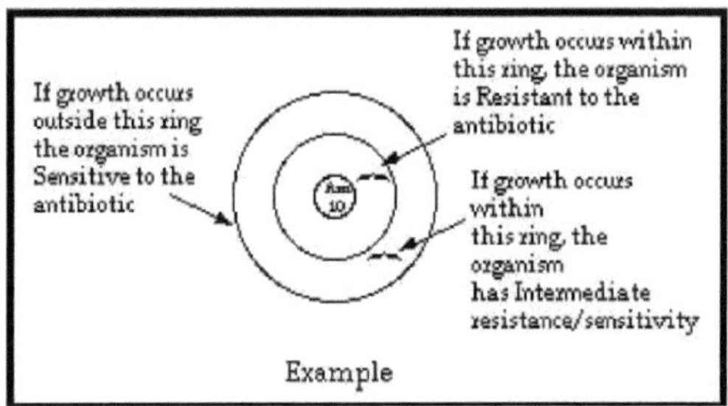

Figure (39)   Tipos de zonas de sensibilidade

- A interpretação dos resultados de sensibilidade aos antibióticos em agentes patogénicos recolhidos de animais aquáticos pode ser conseguida utilizando o seguinte padrão de diâmetro da zona de inibição.

Antibiótico		Padrões de diâmetro da zona de inibição em mm			
Nome	Código	Potência do disco	Resistente	Intermédio	Sensível
Terramicina (Oxitetraciclina)	TE	30 µg	Nenhuma zona	<15	≥15
Florofenicol (Aquaflor)	FL	30 µg	Nenhuma zona	13-17	≥18
Romet 30 (TrimetoprimSulfametoxazol)	SXT	25 µg	Nenhuma zona	<15	≥15
Eritromicina	E	15 µg	Nenhuma zona	<15	≥15
Azitromicina	AZM	15 µg	Nenhuma zona	<15	≥15
Novobiocina	NV	30 µg	Nenhuma zona	<10	≥10
0/129 (Pteridina)	0/129	0,1 % (W/V)	Nenhuma zona	< 7	≥7
Ampicilina	AMP	10 µg	≤ 13	14-16	≥17

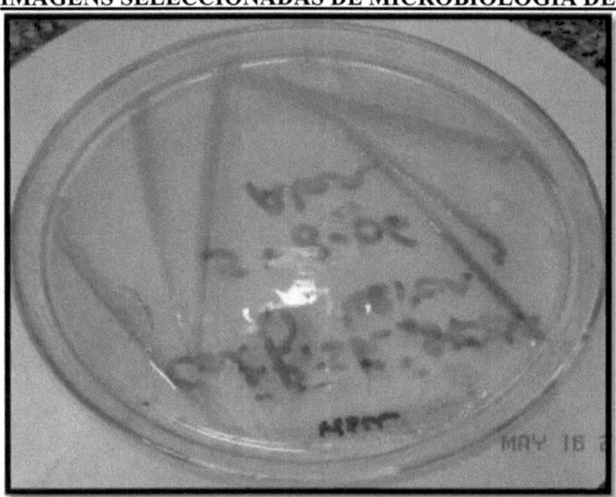

Figure (40) Mudança de cor das colónias de Flavobacteria columnare de amarelo para cor-de-rosa / castanha após adição de KOH a 20%.

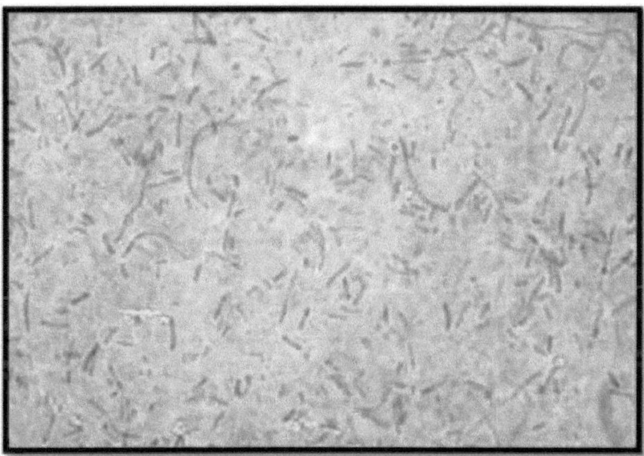

Figura (41)Esfregaço corado por Gram mostrando bacilos gram-negativos longos (*Flavobacteria* spp)

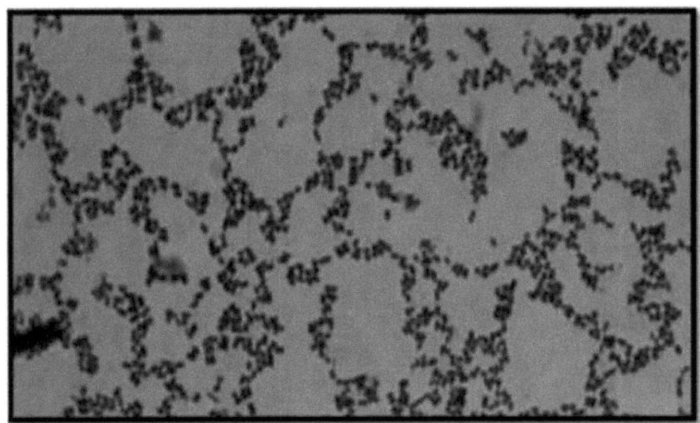

Figure (42) *Renibacterium salmoninarum* Gram +ve diplobacilli (Cortesia de Alaa Eissa)

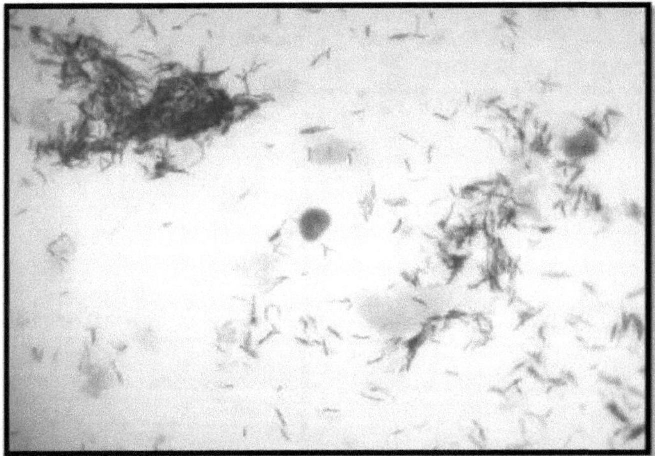

Figure (43) Bastonetes ácido-resistentes com coloração rosa visíveis numa coloração de bancada de tecido fresco
de um peixe infetado com micobacteriose (1000x). Foto gentilmente cedida por D. Pouder (http://www.thefishsite.com/articles/1606/mycobacterial-infections-of-fish/)

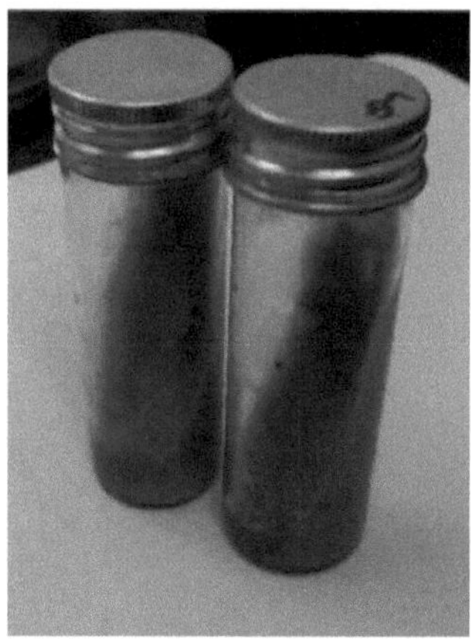

Figura (44) Média de Lowenstein-Jensen

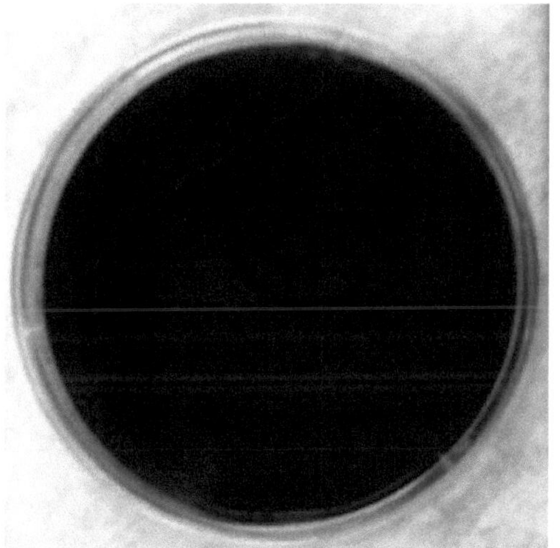

Figura (45) Ágar azul brilhante de Commassie (CBBA)

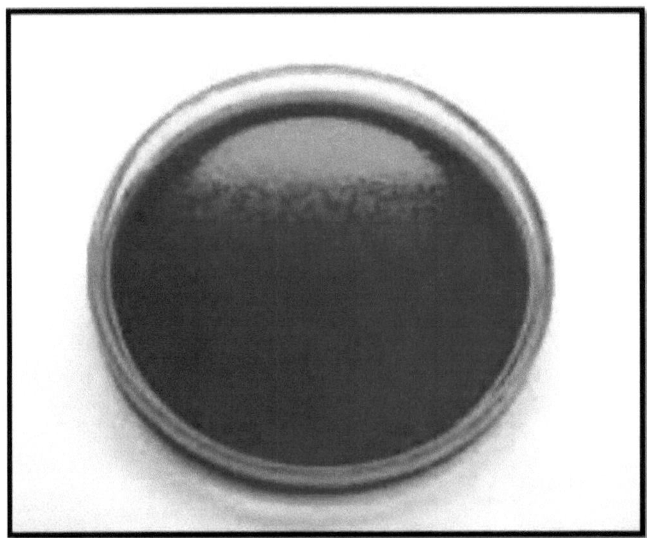

Figura (46) Ágar TCBS

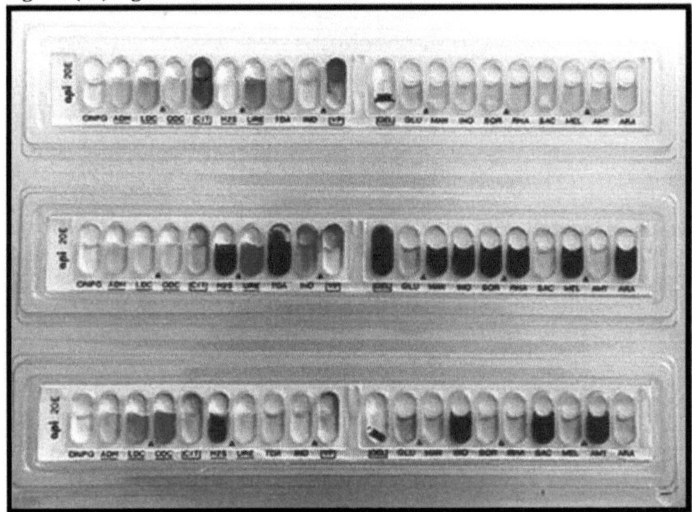

Figura (47) Perfil API 20 E (BioMereux)

PRODUTOS QUÍMICOS UTILIZADOS NO TRATAMENTO DE ALGUMAS DOENÇAS DOS PEIXES

Uma grande variedade de produtos químicos e medicamentos pode ser usada para tratar os peixes doentes. Se um determinado produto químico ou medicamento nunca foi usado para tratar os peixes, é sempre uma boa ideia testá-lo primeiro num pequeno número de peixes antes de tratar todo o tanque ou unidade de exploração.

Química	Concentração e tempo de exposição
Calomel	0,2% nos alimentos diariamente durante 3 dias
Verde de malaquite (oxalato)	2ppm durante 30 minutos
Verde malaquite (sem zinco)	5ppm durante 30 minutos
Formalina (37-40%)	25 - 250ppm como método de banho durante 30 -60 minutos
Verde de malaquite (14 g) Mistura de formalina (um galão)	25ppm durante um máximo de 6 horas por dia.
Carbersone	0,2% nos alimentos diariamente durante 3 dias
Permanganato de potássio	3-5ppm como método de banho durante 15-30 minutos 5-10 ppm durante 1-2 horas
Acriflavina	10ppm durante 60 minutos
Cloreto de sódio	1-2% como imersão durante 10-20 minutos 3-5% como banho durante 1-2 minutos
Sulfato de cobre	1-2 ppm como banho durante 15 minutos
Compostos organofosforados (masoten, diptrex, diazenon... etc.)	16 ppm como banho durante 10-20 minutos
Florfenicol (FL)	55-70 mg/kg de peixe nos alimentos durante 10 dias
Oxitetraciclina (OTC)	55 mg/kg de peixe nos alimentos durante 10 dias
Fosfato de eritromicina ou tiocianato de eritromicina	55-70 mg/kg de peixe nos alimentos durante 10 dias
Sulfonamida, por exemplo, Sulfametoxazol-Trimetoprim (SXT)	256 mg/kg de peixe nos alimentos durante 3 dias seguido de 156 mg/kg de peixe nos alimentos durante 11 dias

A colored Atlas
of
Fish Anatomy
by
Dr. Alaa Eldin Eissa

Dourada do mar

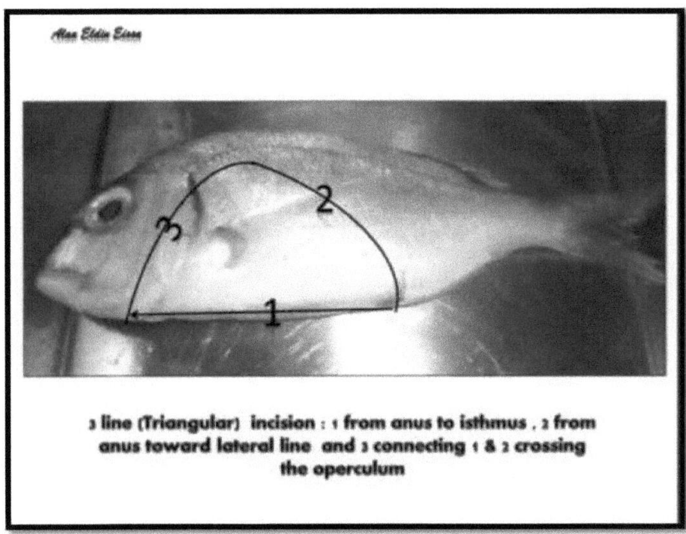

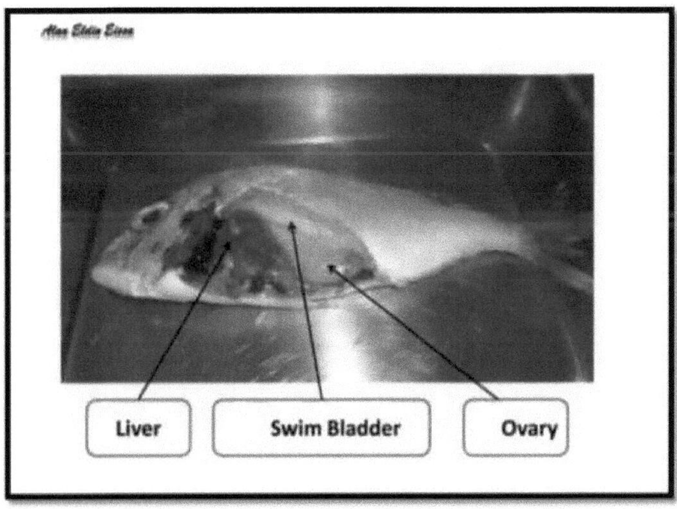

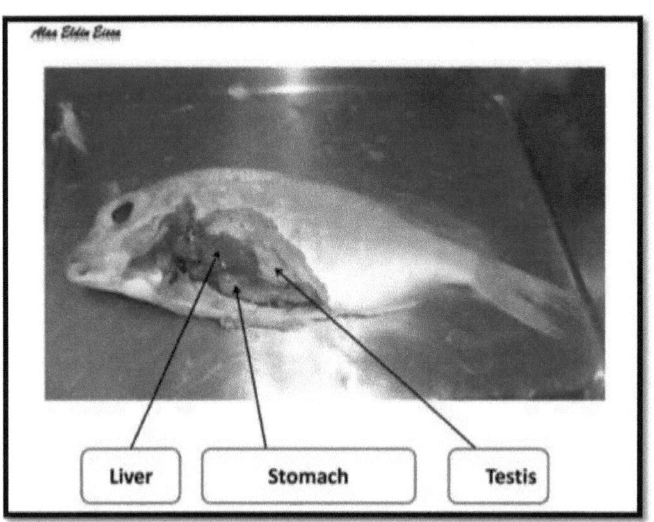

Alaa Eldin Eissa
Liver
Stomach
Testis

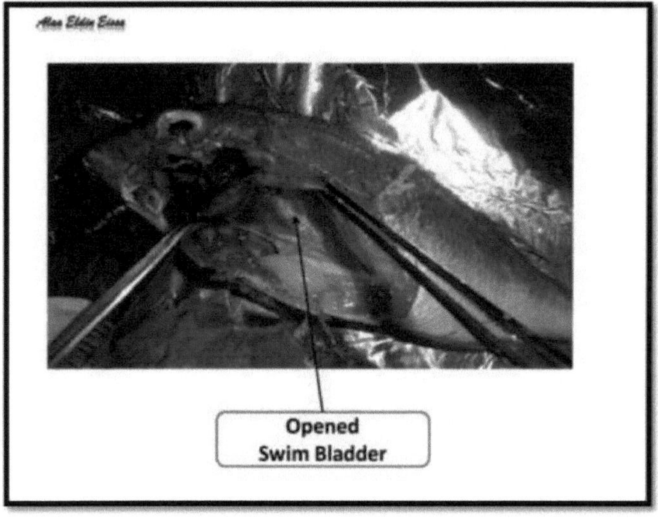

Alaa Eldin Eissa
Opened
Swim Bladder

Tilápia do Nilo

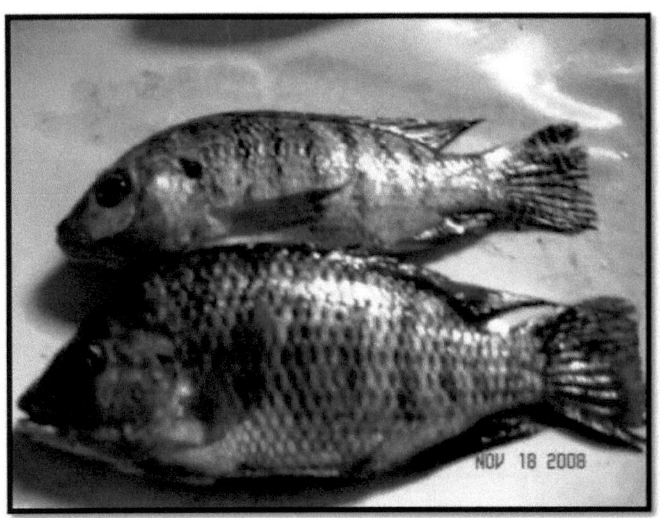

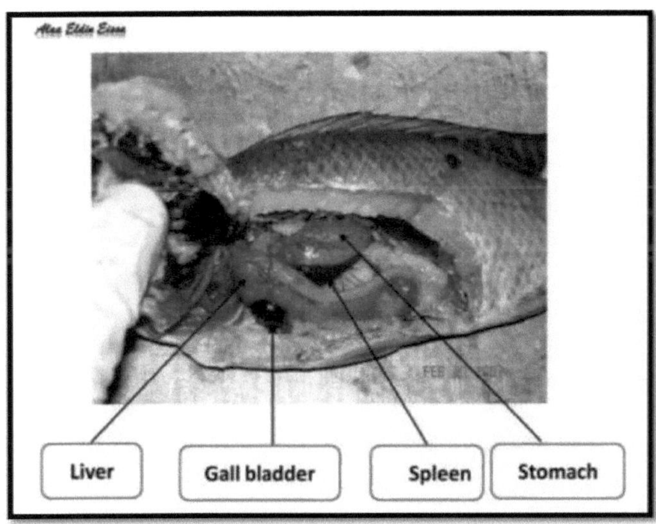

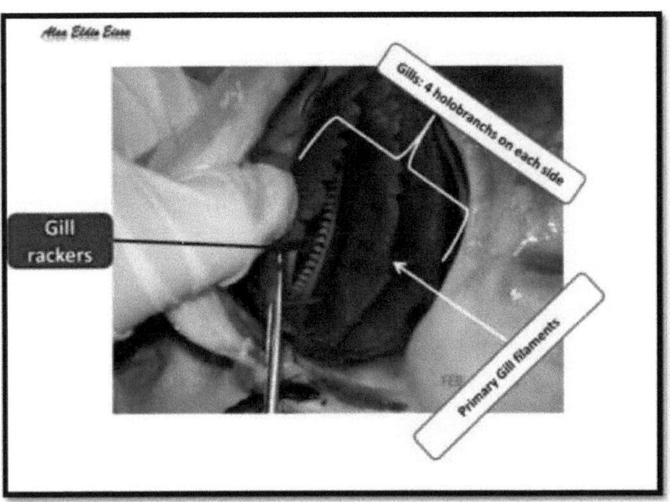

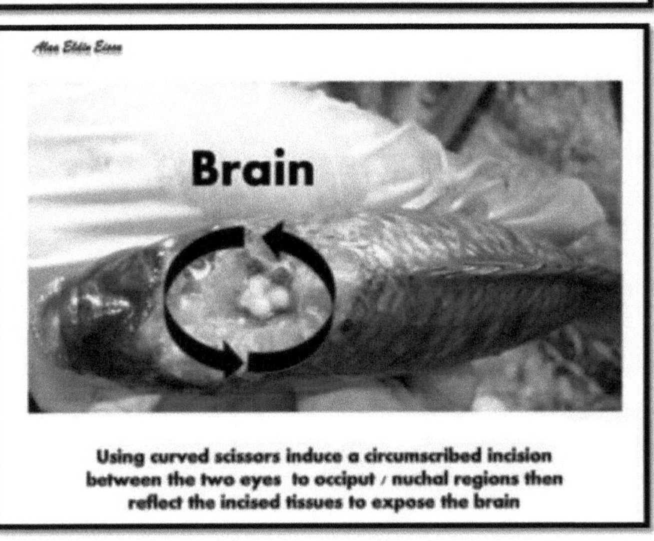

Using curved scissors induce a circumscribed incision between the two eyes to occiput / nuchal regions then reflect the incised tissues to expose the brain

Peixe-gato africano

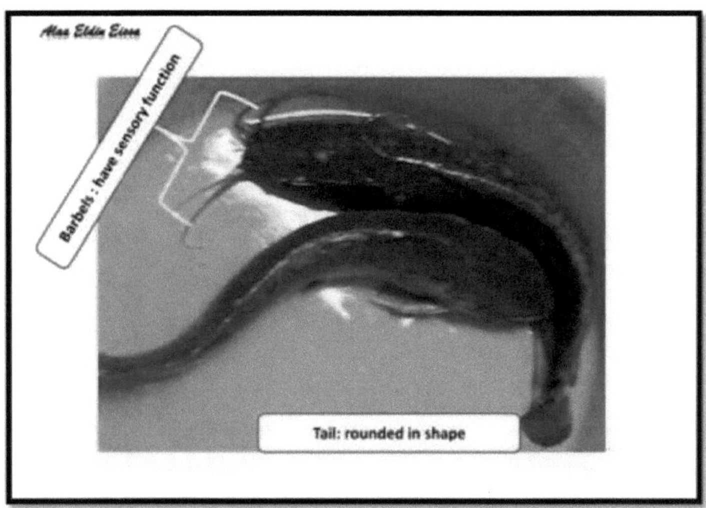

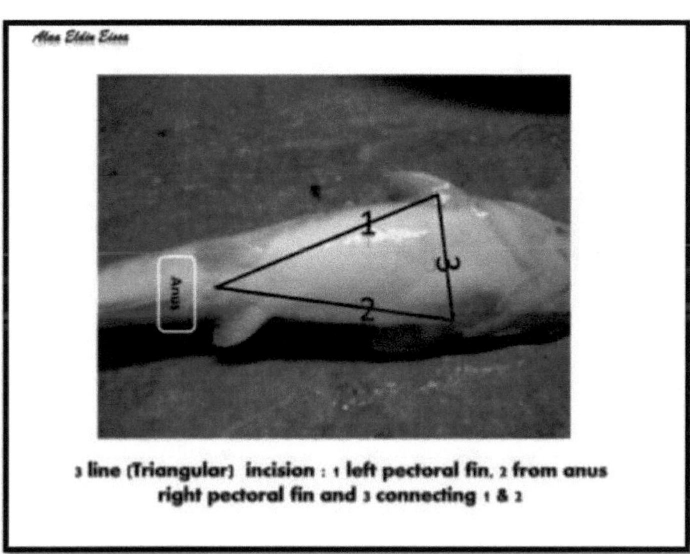

3 line (Triangular) incision : 1 left pectoral fin, 2 from anus right pectoral fin and 3 connecting 1 & 2

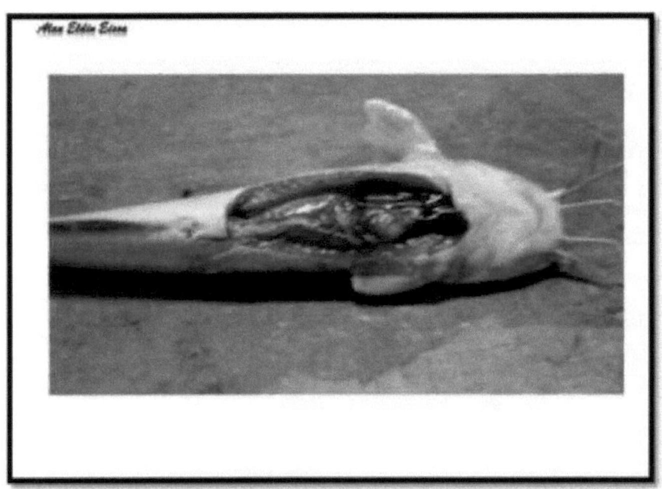

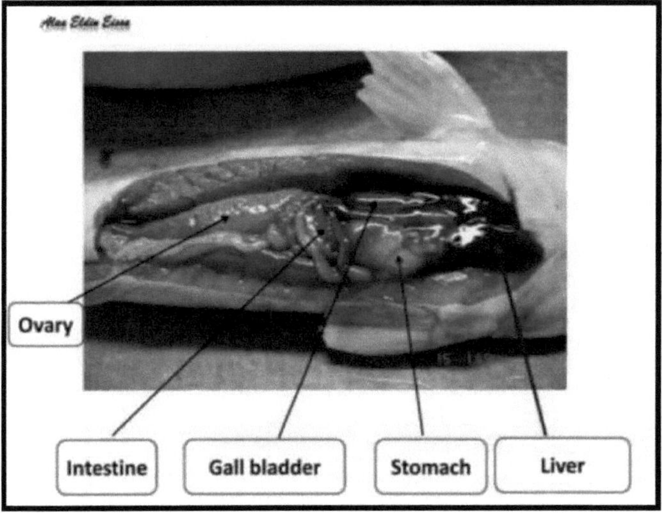

Ovary
Intestine
Gall bladder
Stomach
Liver

Truta arco-íris

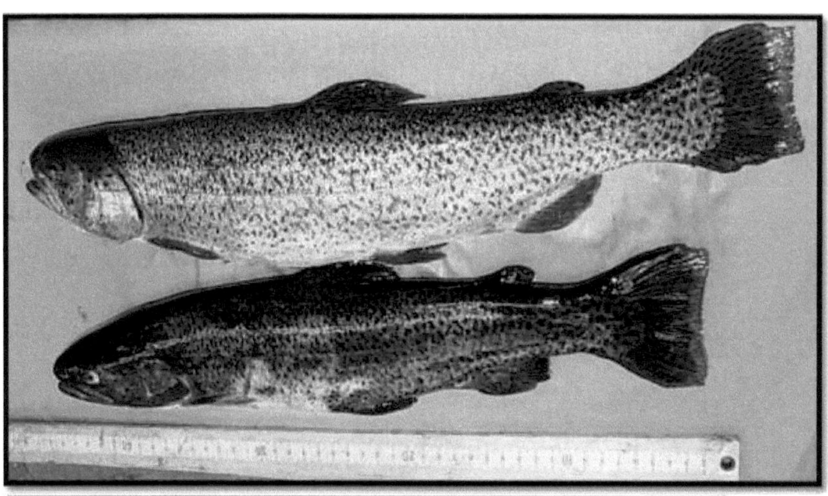

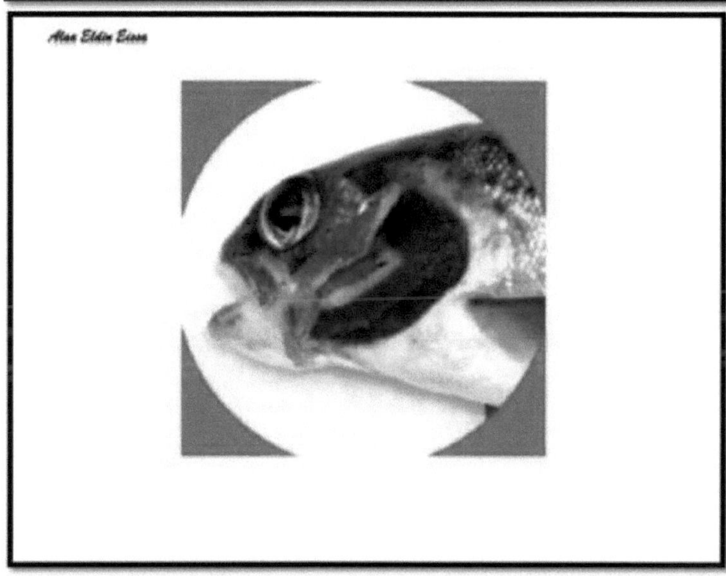

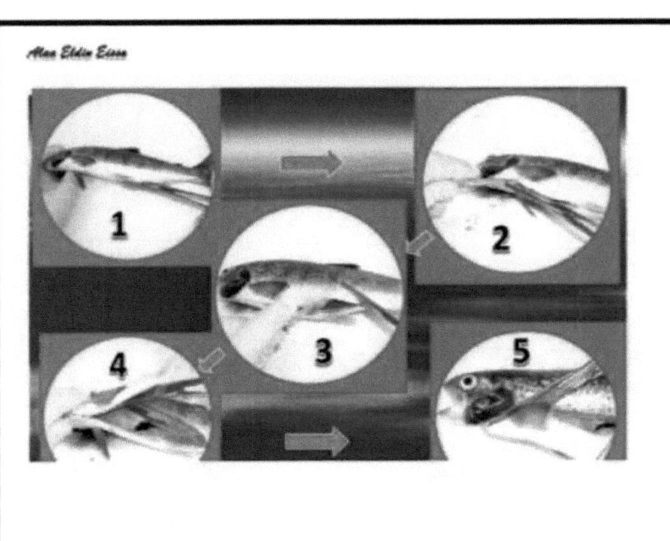

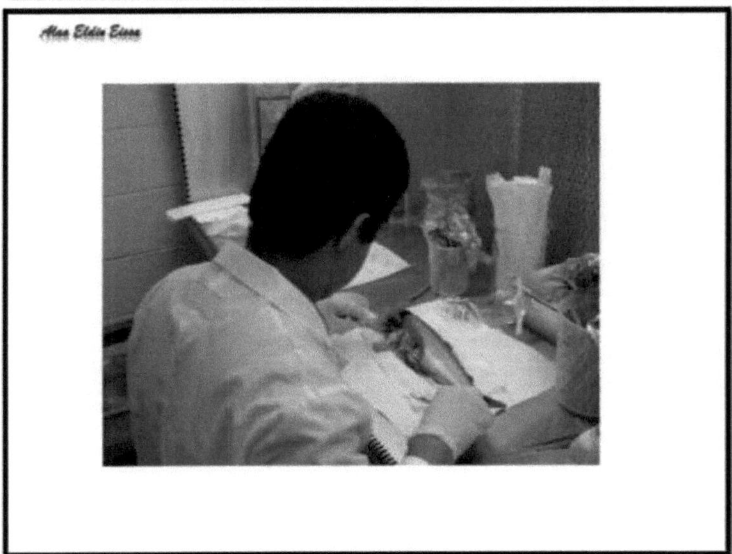

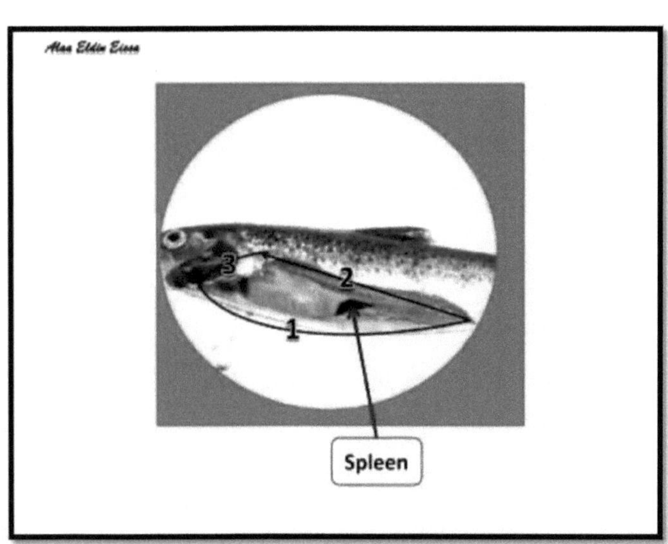

3
2
1
Spleen

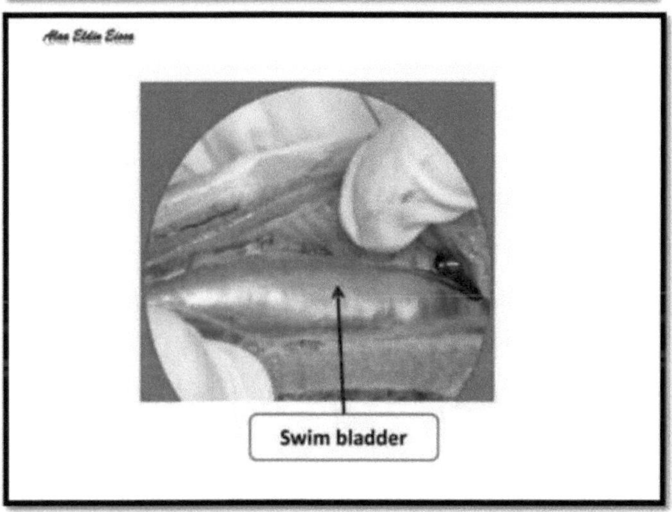

Swim bladder

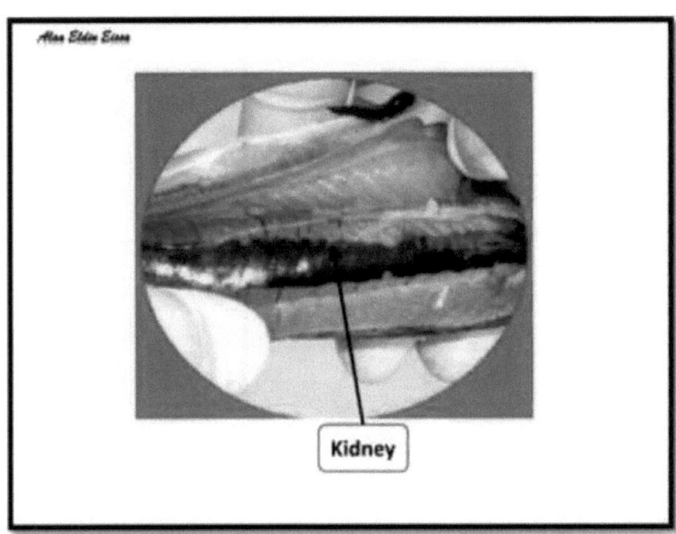

Alan Eldin Eissa
Kidney

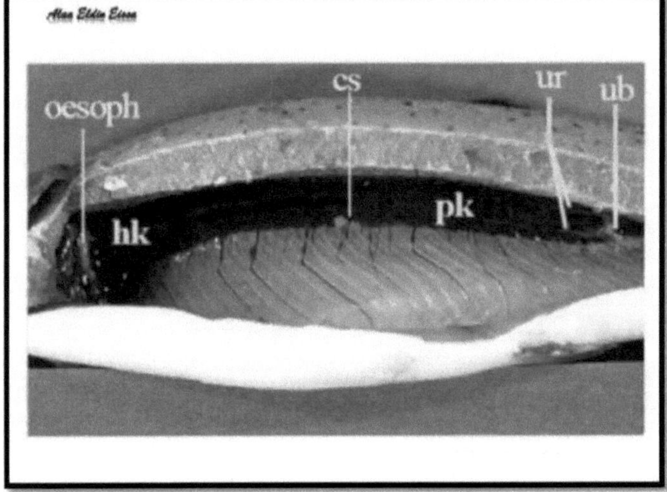

Alan Eldin Eissa
oesoph
cs
ur
ub
hk
pk

Carpa

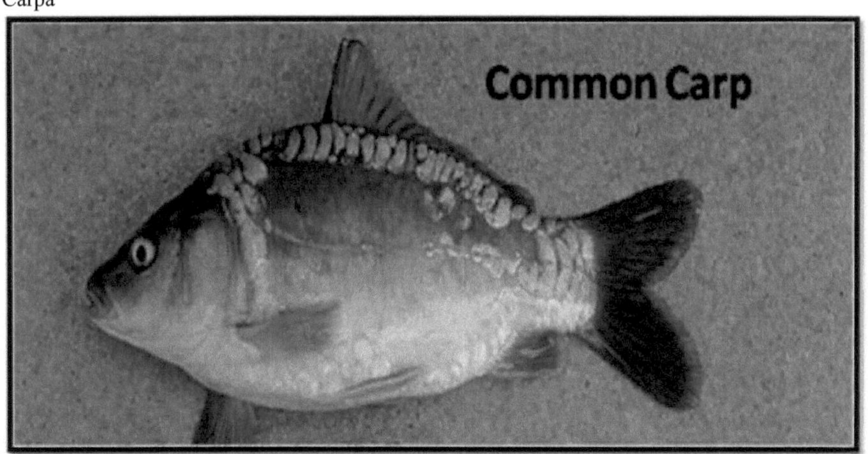

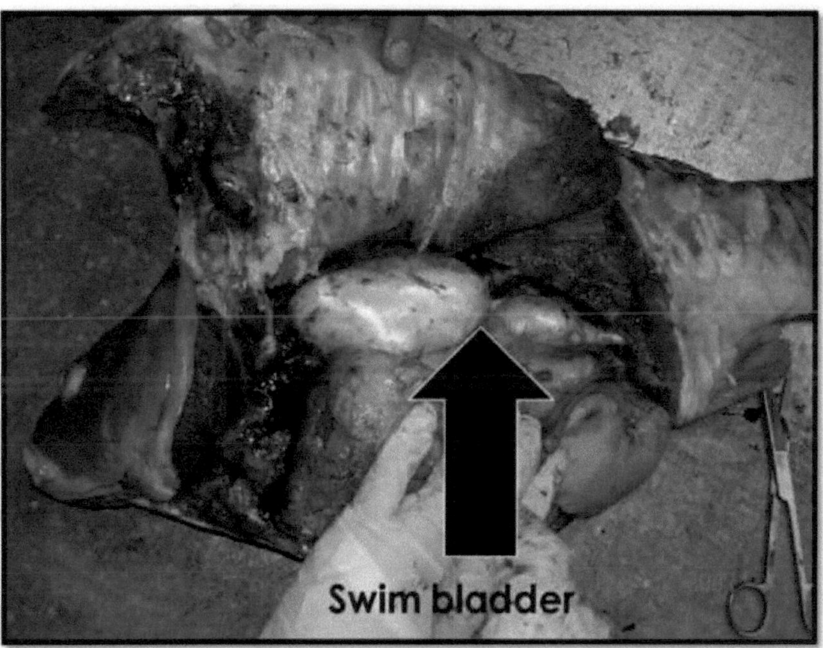

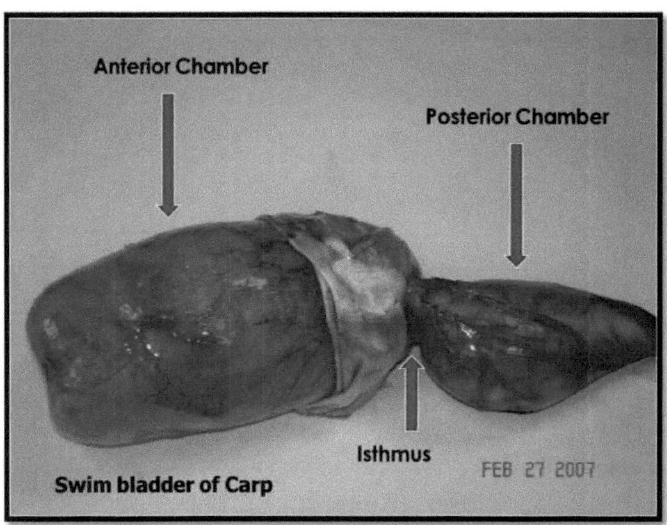

Anterior Chamber
Posterior Chamber
Isthmus
Swim bladder of Carp
FEB 27 2007

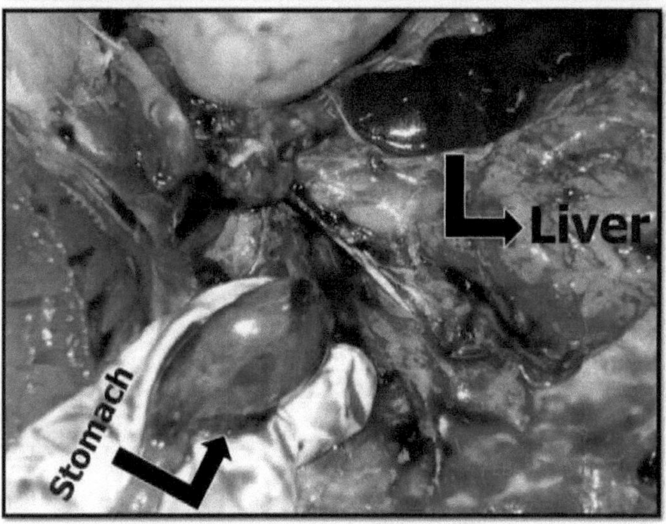

Liver
Stomach

Métodos de colheita de sangue

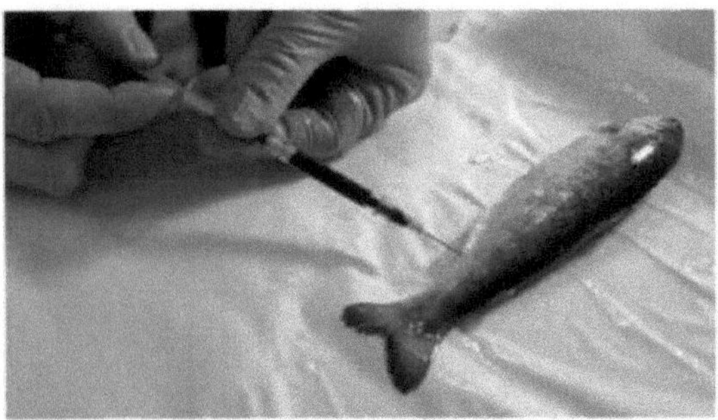

**Collecting blood from caudal blood vessels from a
rainbow trout fingerling**

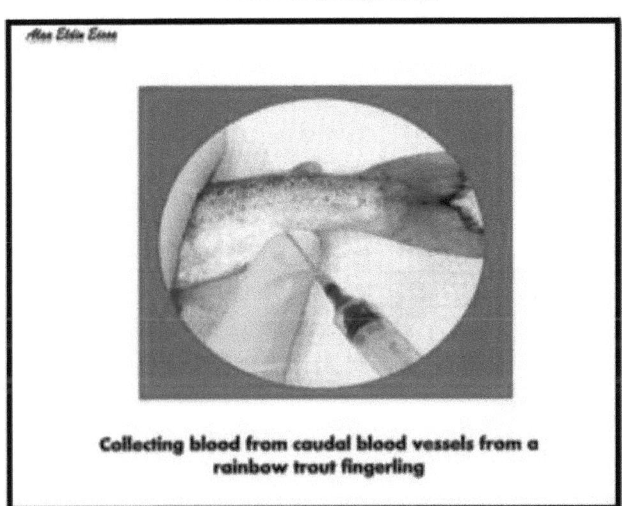

**Collecting blood from caudal blood vessels from a
rainbow trout fingerling**

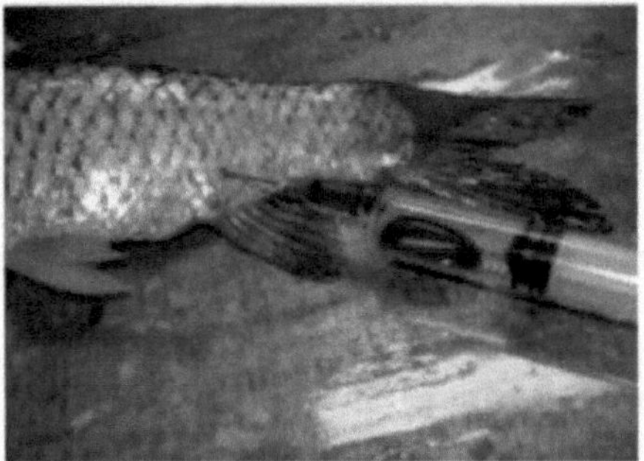

Collecting blood from caudal blood vessels from a grass carp fish

<u>AGRADECIMENTOS</u>

O autor está profundamente grato aos seus colegas do Departamento de Doenças e Gestão de Peixes (FDML), Faculdade de Medicina Veterinária da Universidade do Cairo; MSU Aquatic Animal Health Laboratory (AAHL), Faculdade de Medicina Veterinária da Universidade Estadual de Michigan. O autor está profundamente grato aos seguintes especialistas em doenças de peixes:

- Dr. Mohamed Faisal (MSU Aquatic Animal Health Laboratory).
- Dr. Mohamed Marzouk (FDML Faculdade de Medicina Veterinária, Universidade do Cairo).
- Dr. Mohamed Moustafa (Faculdade de Medicina Veterinária da FDML, Universidade do Cairo).
- Dr. Ehab Elsayed (FDML Faculdade de Medicina Veterinária, Universidade do Cairo).
- Dr. Mohamed Abdelaziz (FDML Faculdade de Medicina Veterinária, Universidade do Cairo).

REFERÊNCIAS

1) AFS-FHS (American Fisheries Society-Fish Health Section) .(2007). FHS blue book: suggested procedures for the detection and identification of certain finfish and shellfish pathogens, edição de 2007. AFS-FHS, Bethesda, Maryland.

2) Austin B, Austin AD. Patógenos bacterianos de peixes. (2012). Doenças de peixes cultivados e selvagens. 5.ª ed. Chichester, Reino Unido: Springer / Prazis Publishing.

3) Bauer, A.W., W.M. Kirby, J.C. Sherris, M. Turck, 10(2): 107-14. (1966). Teste de suscetibilidade aos antibióticos por um 57. Thune, R.L., L.A. Stanley e R.K. Cooper, 1993. Standardized single disk method. Am. J. Clin Pathol, Pathogenesis of gram-negative bacterial infections 45(4): 49-496.

4) Buchmann K., Bresciani J. (1997). Parasitic infection in pond-reared rainbow trout *Oncorhynchus mykiss* in Denmark (Infeção parasitária na truta arco-íris criada em lagos na Dinamarca). Diseases of Aquatic Organisms, 28, 125-138.

5) Eissa A.E. (2005). Doença renal bacteriana (BKD) em salmonídeos do Michigan. Dissertação de doutoramento. Universidade Estadual de Michigan, East Lansing, Michigan, 210 pp.

6) Eissa A.E., Abu Mourad I.M.K., Borhan T. (2006). Contribuição para a infeção por mixosoma em *Oreochromis niloticus* cultivado. Natureza e Ciência, 4(4), 40-46.

7) Eissa, A.E., M. Moustafa, I.N. El-Husseiny, S. Saeid, O. Saleh e T. Borhan. (2009). Identificação de algumas deformidades esqueléticas em alguns teleósteos de água doce criados em aquacultura egípcia. Chemosphere, 77: 419-425.

8) Eissa A.E., Moustafa M., Abdelaziz M., Ezzeldeen N.A. (2008). Infeção *por Yersinia ruckeri* em tilápia do Nilo (*Oreochromis niloticus*) cultivada em piscicultura semi-intensiva no Baixo Egito. Jornal Africano de Ciências Aquáticas, 3(3), 283-286.

9) Eissa A.E., Moustafa M., Abumhara A., Hosni M. (2016). Perspectivas futuras de estratégias de biossegurança em fazendas de peixes egípcias. Jornal de Pescas e Ciências Aquáticas, 11: 100-107.

10) Eissa, A. E., Zaki, M. M., Aziz, A. A. (2010). *Flavobacterium columnare / Myxobolus tilapiae* infeção simultânea no tanque de terra criado Tilápia do Nilo (*Oreochromis niloticus*) durante o início do verão. Bio Central Interdisciplinar, 2(2), 5-1.

11) Eissa, A. E., Zaki, M. M., & Saeid, S. (2011, outubro). Mortalidades epidémicas na garoupa escura, *Epinephelus marginatus* (Lowe, 1834) nas águas costeiras do Egito. In Proceedings of the 4th Global Fisheries and Aquaculture Research Conference, the Egyptian International Center for Agriculture, Giza, Egito (pp. 3-5).

12) Elsayed, E. E., Eissa, A. E., Faisal, M. (2006). Isolamento de *Flavobacterium psychrophilum* de lampreia-marinha, *Petromyzon marinus* L., com lesões cutâneas no Lago Ontário. Journal of fish

diseases, 29(10), 629-632.

13)Faisal, M., Eissa, A. E. (2009). Padrões de testes de diagnóstico de *Renibacterium salmoninarum* em unidades populacionais de salmonídeos em desova no Michigan. Journal of wildlife diseases, 45(2), 447-456.

14)Faisal, M., Eissa, A. E., Starliper, C. E. (2010). Recuperação de *Renibacterium salmoninarum* de populações de salmonídeos naturalmente infectadas no Michigan utilizando um protocolo de cultura modificado. Journal of Advanced Research,1(1), 95-102.

15) Faisal M., Schulz C., Eissa A., Whelan G. (2011). Elevada prevalência de ulcerações bucais no robalo, *Micropterus salmoides* (Centrarchidae) de lagos interiores do Michigan associados a *Myzobdella lugubris* Leidy 1851 (Annelida: Hirudinea). Parasite 18, 79-84.

16)Noga, EJ .(2010). Doenças dos peixes: *Diagnosis and Treatment*. Iowa State University Press, Ames, Iowa.

17)OIE (Gabinete Internacional das Epizootias). (2006). Aquatic Manual: Manual de testes de diagnóstico para animais aquáticos, 5.ª edição. Organização Mundial de Saúde Animal, Paris.

18) Post, G. (1987). Revised and Expanded Textbook of Fish Health. NJ: TFH Publications.

19)Stoskopf M .(1993).Fish Medicine. WB Saunders Company, Filadélfia, Pensilvânia.

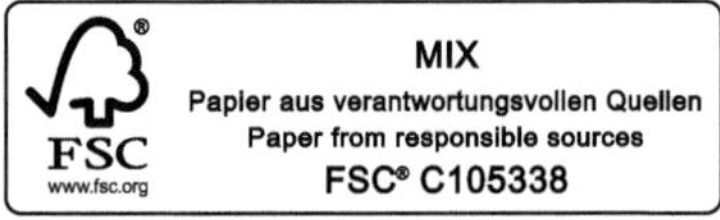